Eva Sperber

Mein Leben als Sonderausgabe

Geboren mit Webfehler im Herzen –
mein Weg von der Angst in die Freiheit

Eva Sperber

Mein Leben als Sonderausgabe

Geboren mit Webfehler im Herzen –
mein Weg von der Angst in die Freiheit

Nachwort von Dr. Elisabeth Sticker

EDITION WORTSCHATZ

Das verwendete Papier ist FSC-zertifiziert. Als unabhängige, gemeinnützige, nichtstaatliche Organisation hat sich der Forest Stewardship Council (FSC) die Förderung des verantwortungsvollen und nachhaltigen Umgangs mit den Wäldern der Welt zum Ziel gesetzt.

FSC
www.fsc.org
MIX
Papier aus verantwortungsvollen Quellen
FSC® C083411

Die Deutsche Bibliothek verzeichnet diese Publikation in der Deutschen Nationalbibliografie; detaillierte bibliografische Daten sind im Internet über www.d-nb.de abrufbar.

Umschlaggestaltung: spoon design, Olaf Johannson
Umschlagbild: Olga Tashlikovich/Shutterstock.com
Satz und Herstellung: Edition Wortschatz

Edition Wortschatz, Neudorf bei Luhe
ISBN 978-3-910955-16-5, Bestell-Nr. 588 916

www.edition-wortschatz.de

EDITION WORTSCHATZ

Für meine Familie

Inhaltsverzeichnis

Prolog

Ich nähere mich langsam und zögerlich. Schon befürchte ich, immer vermummt bleiben zu müssen – aber er greift wie selbstverständlich zum Messer. Wie sensibel er arbeitet! Stück für Stück befreit er mich. Freudestrahlend verlasse ich das Haus. Ob es da draußen einen Himmel zu entdecken gibt?

Alles zurück auf Anfang?

2019

„Das hier gefällt mir nicht!“

Der Lockenschopf des Arztes wendet sich abwechselnd einem der beiden Bildschirme zu. Fast scheint er darin zu verschwinden. Ich liege mit nacktem Oberkörper auf der kalten Untersuchungsliege. Bilder meines Innersten flimmern schonungslos über den Monitor, für mich nicht zu entschlüsseln. Zielsicher bewegt seine linke Hand den Schallkopf des Ultraschallgerätes auf meinem Brustkorb hin und her, die rechte tippt etwas in die Tastatur. Schließlich beendet er die Untersuchung.

„Das gefällt mir nicht!“, wiederholt er.

Wie bitte? Etwas an meinem Herzen gefällt ihm nicht? Dieses Thema habe ich doch hinter mich gebracht.

Er bedenkt mich mit einem warmen Blick. „Wir sollten ein MRT[1] bei Ihnen machen.“

Etwas an meinem Herzen gefällt ihm nicht? Mein Gedankenstrom setzt aus. Das kann gar nicht sein. Ein schwarzer Vorhang senkt sich zwischen ihn und mich. In rascher Folge ziehen meine Pläne vor meinem inneren Auge vorbei. Im langersehnten Fernlehrgang Gedichte schreiben lernen, in der neuen Tanzschule

1 Magnetresonanztomographie: ein bildgebendes Verfahren in der medizinischen Diagnostik ohne Strahlenbelastung

eine kesse Sohle aufs Parkett legen, im Sommer über den See schwimmen, an den Mekong reisen. Worauf muss ich mich einstellen? Werde ich das alles noch verwirklichen können?

Der Arzt drückt mir eine Überweisung in die Hand. Dann erläutert er mir, was ihm nicht gefällt: Er kann den Durchmesser der Körperschlagader nicht messen.

Wie? Ich bin beim Spezialisten und seine Geräte sind nicht genau? Ob ich das glauben soll?

„Wie eilig ist es denn?" will ich wissen.

Jetzt macht er es auch noch dringend. Ich bin doch selbst Ärztin. Angestrengt suche ich das hier erforderliche Detailwissen in den Schubladen meines Gehirns. Vergeblich! Der schwarze Vorhang hat mich schachmatt gesetzt. Weitere Fragen wollen mir einfach nicht gelingen. Der Kollege verabschiedet mich freundlich.

Jetzt erst sehe ich mir die Überweisung genauer an. „Aortenaneurysma"[2] steht darauf. Der schwarze Vorhang erstarrt zur Wand. Ich weiß sofort, was das bedeutet.

Auf dem Weg zum Parkplatz knirscht der Schnee unter meinen Füßen. Der Badesee rückt in unerreichbare Ferne, der Mekong erst recht. Werde ich noch leben, wenn die Forsythien blühen? Ich rufe meine Fantasie zur Ordnung. Sobald ich wieder denken kann, will ich versuchen, mir ein eigenes Bild zu machen. Ich mag nicht glauben, dass es gefährlich für mich werden könnte. Moderne Medizin hat mir schon einmal eindrucksvoll den Horizont geöffnet.

Die Terminvereinbarung erledige ich schnell. Ich werde einige Wochen auf das MRT warten müssen. Ob ich das Thema bis dahin beiseite schieben kann?

---

2 Ein Aortenaneurysma ist eine krankhafte Ausweitung der Körperhauptschlagader. Sie liegt in einem umschriebenen Bereich, sieht sack- oder spindelförmig aus und verursacht in der Regel keine Beschwerden. Wenn sie eine bestimmte Größe überschreitet, kann sie platzen. Dann ist die Überlebenschance sehr gering.

Nach ein paar Tagen weiß ich: es gelingt mir nicht. Das Leben hat mir eine Frage gestellt. Werde ich die unbeschwerten Jahre aufgeben müssen? Oder wird der Horizont sich wieder öffnen? Ich brauche eine Antwort. Am liebsten sofort. Ich kann die Lage nicht einschätzen. Ich beginne mich zu informieren.

Schnell verheddere ich mich in einem Dickicht unterschiedlicher Details. In meinem Fall wird die Gefahr in Millimetern angegeben. Wenn der Kardiologe richtig gemessen hat, habe ich die kritische Grenze bald erreicht. Dann würde ich mich wie damals einer großen und riskanten Operation unterziehen müssen.

Alte Bilder steigen auf. Rosa Nebel, grün angezogene Menschen, das Christkind und unendlich viele Fingerpiekse.

Mir wird schlecht. Ist dieses Thema nicht ein für alle Mal erledigt? Mein halbes Leben habe ich damit gekämpft. Es hat mich so viel Kraft gekostet!

Hilfe, das Kind ist krank

Inzwischen habe ich herausgefunden, wie alles angefangen hat.

Die Geschichte beginnt im

April 1959

„Hat man Ihnen schon gesagt, dass mit dem Herzen etwas nicht in Ordnung ist?“

Diese Frage des Kinderarztes auf der Neugeborenenstation bringt die geordnete Welt der Wöchnerin zum Einsturz.

Ungläubig schaut sie ihn an. Das Zimmer beginnt zu flimmern und der Arzt rückt in weite Ferne.

„Oberarzt Dr. Wittecke und ich haben Ihre Tochter gründlich untersucht. Uns sind ungewöhnliche Herzgeräusche aufgefallen. Außerdem hat sie Tachykardien[3] und blaue Lippen.“

Die junge Mutter ist verwirrt. Ihr Kopf beginnt zu dröhnen. Was sind „Tachykardien“?

Da ist es wieder, dieses Bild aus dem Luftschutzbunker: eine junge Frau wirft sich schreiend über ihr Baby, das von herunter rieselndem Geröll getroffen wurde und stark blutet. Wie erstarrt bleibt die damals 12-jährige Katharina stehen, vergisst, sich selbst

3 Das Herz schlägt zu schnell (100 bis 400 Mal/Minute) und kann deshalb den Körper nicht mehr effizient mit sauerstoffreichem Blut versorgen.

in Sicherheit zu bringen, bis die Mutter sie fortzieht, tief ins Innere des Bunkers. Schweigend sitzen sie dort nebeneinander zwischen den anderen grauen Gestalten und warten das Ende des Angriffs ab. Was wohl aus dem Baby geworden ist? Nie wieder wurde darüber gesprochen. Häufig jedoch träumt die Jugendliche Katharina von dieser Szene, wacht schweißnass und mit klopfendem Herzen auf. Als sie Helmut kennenlernt, werden diese Träume seltener.

Der aufmerksame Blick des Kinderarztes ruht auf Katharina. Schnell versucht sie, die alten Bilder abzuschütteln. So entspannt schläft ihr kleines Mädchen in diesem Gitterbett und da soll etwas nicht in Ordnung sein? Nein, unmöglich. Bestimmt meint er ein anderes Baby.

„Wir möchten ihre Tochter nächste Woche in der Kinderklinik vorstellen. Ein Termin ist für den Montag vorgesehen. Das Ergebnis werden die Kollegen dann mit Ihnen besprechen."

Fest drückt er ihre Hand. Damit ist das Gespräch beendet.

Langsam verlässt sie das Säuglingszimmer, kehrt auf die Wochenstation zurück.

Hier steht schon ein Stilltee für sie bereit. Wie war das noch? Ach ja, sie befürchtete, nicht stillen zu können, deshalb keine gute Mutter zu sein. Der Frauenarzt verordnete ihr bei der Visite einen Tee, der den Milchfluss in Gang bringen soll. Wie eine verspätete Nachricht aus einer untergegangenen Welt rinnt er jetzt zitronig und angenehm warm durch ihre trockene Kehle.

Kurz darauf bringt die Kinderschwester ein schreiendes weißes Bündel. Sie öffnet ihr besticktes Nachthemd und legt den Säugling an ihre Brust.

Was hat der Arzt gesagt?

Erneut beginnt ihr Herz zu rasen, ihre Gedanken überschlagen sich. Von welchem Baby hat er gesprochen? Lebt es überhaupt noch?

Das Kind beginnt kräftig zu saugen. Ein Duft von Babyseife steigt ihr in die Nase. Leicht befremdet streicht sie über den weichen Haarflaum. Alles ist wie gestern. Auch das Fläschchen zum Zufüttern steht schon bereit. Kaum bemerkt sie, dass sie davon heute nicht mehr so viel benötigt.

Bald darauf liegt das Neugeborene satt und zufrieden in ihrem Arm. Unübersehbar haben sich die kleinen Lippen nach der Anstrengung des Saugens blau verfärbt. Warum ist ihr das bisher nicht aufgefallen?

Wie hell und freundlich war die Welt noch bis vor zwei Stunden, als das Stillen ihre größte Sorge war.

Katharinas Gedanken wandern einige Jahre zurück.

Nach der langen Zeit des Krieges und des Chaos war endlich eine große Last von ihr abgefallen.

Viele Männer hatten ihr Leben im Krieg verloren. Viele Frauen blieben deshalb unverheiratet.

Sie hatte sich nicht entmutigen lassen. Immer strebte sie ein Leben in Ehe und Familie an. Seit fast einem Jahr ist sie nun glücklich mit Helmut verheiratet.

Sehr bald nach der Heirat wurde sie schwanger. Seit Weihnachten ertasteten Helmut und sie kleine Arme und Beine unter ihrer Bauchdecke. In freudiger Erwartung verfolgten sie, wie ihr Kind sich bewegte und wuchs.

Ja, es hatte sich gelohnt, für die Ehe ihre Heimatstadt zu verlassen und ihren Beruf als Lehrerin aufzugeben. Obwohl ihr die Arbeit mit den Schülern immer gut gefiel.

Bald wird sie ihren 30. Geburtstag feiern. Der Weg in ein normales, erwachsenes Leben ist für sie nun frei. Endlich.

Vor einer Woche wurde sie dann – vier Wochen zu früh – von den ersten Wehen überrascht. Als es keinen Zweifel mehr gab, dass die Geburt kurz bevorstand, brachte Helmut sie eilig in die Klinik. In den weiß gekachelten Kreißsaal durfte er sie allerdings nicht mehr begleiten.

Nach vielen anstrengenden Stunden hielt die Hebamme das Baby in ihren Armen.

„Es ist ein Mädchen. Herzlichen Glückwunsch, Frau Klein!"

Routiniert wurde der Säugling abgenabelt, gewaschen und vermessen. Eine erste Orientierung ergab 48 cm Körperlänge, 2760 g Gewicht und ungewöhnliche Herzgeräusche.

Kurz vor Mitternacht legte die Hebamme Katharina ein schläfriges kleines Mädchen in weißen Tüchern in den Arm. Nun hatte sie also eine Tochter. Zart streichelte sie über die kleine Nase. Wie bei allen Babys war sie sehr weich und ein bisschen rosa.

Noch blieben die Augen geschlossen. Sichtlich erschöpft von der Anstrengung der Geburt schlief das kleine Wesen immer wieder ein. Dann aber spürte es die Nähe der Brust, schnappte kräftig zu und begann zu saugen.

Die Hebamme nickte anerkennend.

„Ein vitales Kind!"

Eine Kinderschwester betrat den Kreißsaal.

„Schwester Louise, schau'n Sie mal! Kaum eine viertel Stunde auf der Welt und schon am Trinken."

Auch diese nickte zustimmend: „Gut, gut. Diese Kinder bringt man durch."

Etwas später machte sie sich in ihrer grauen Schwesterntracht mit frisch gestärkter weißer Schürze selbst an die Arbeit. Auf einem Armband hielt sie die Identität des Kindes fest:

Eva Klein, *9.4.1959, 23 Uhr 30, Mutter: Katharina Klein

Dann nahm sie es Katharina aus den Armen und zog ihm Jäckchen, Windeln, Höschen und die selbst gestrickten Babyschuhe an. Auch ein Fläschchen mit Babymilch fütterte sie ihm. Der erste Hunger war gestillt.

Die Mutter wurde auf die Wochenstation gefahren, das Neugeborene legte Schwester Louise in ein weißes Gitterbett und brachte es ins Säuglingszimmer.

Noch ahnte niemand, wie oft dieses Kind in den nächsten Jahren in weißen Krankenhaus-Gitterbetten liegen würde.

Eine Woche ist das nun her.

Nach dem Gespräch mit dem Kinderarzt liegt Katharina nun in ihrem Bett und versucht, einen klaren Gedanken zu fassen. Die Kinderschwester hat das Kleine wieder abgeholt und zurück ins Säuglingszimmer gebracht.

„Etwas mit dem Herzen ist nicht in Ordnung."

Eine neue Realität fordert Raum in ihrem Bewusstsein.

Warum runzelte Schwester Louise im Kreißsaal so nachdenklich die Stirn? Ob sie schon nach dem ersten Trinken blaue Lippen bemerkte?

„Ein vitales Kind."

„Diese Kinder bringt man durch."

Allen aufkommenden Ängsten hält sie diese Sätze entgegen. Ob sie sich darauf verlassen kann?

Ihr Blick fällt auf den großen Blumenstrauß auf dem Fensterbrett. Tulpen, Rosen und Narzissen verleihen der sterilen Atmosphäre des Krankenzimmers eine farbige Lebendigkeit. Gleich zur ersten Besuchszeit brachte Helmut diese leuchtend bunte Mischung mit. Immer noch duftet sie betörend.

Wie glücklich war dieser Tag! Helmut und sie hielten sich in den Armen. Das Leben und die Zukunft gehörten ihnen. Die schlimmen Zeiten waren überstanden.

Und jetzt? Was er wohl sagen wird?

Sie vergräbt sich in ihren Kissen. Der strahlende Sonnenschein des viel zu warmen Apriltages steht in unerträglichem Widerspruch zu ihrer aufkommenden Verzweiflung. Kastanien-, Kirsch- und Apfelbäume sind aufgeblüht, die Tulpen im Garten des Klinikums leuchten um die Wette, als wollten sie den neuen Erdenbürger begrüßen.

Ärgerlich starrt sie auf die beiden Glückwunschtelegramme an Eva Klein. Helmuts Eltern schicken dem Kind ein herzliches Willkommen und wünschen einen glücklichen Lebensweg. Auch seine Schwester Monika mit ihrem Mann wünscht der „lieben, kleinen Eva“ Glück und Segen.

Etwas mit dem Herzen ist nicht in Ordnung.

Wozu wollen sie gratulieren? Heute wirken die Glückwünsche wie Hohn und Lüge.

„Von wegen glücklicher Lebensweg …“ murmelt sie in ihre Kissen. Alle, alle wird sie enttäuschen müssen. Ein krankes Kind. Ein schwer krankes Kind? Was bedeutet das alles?

Am Nachmittag öffnet die Station ihre Türen für die Besucher wie jeden Tag. Munteres Geplauder und Gelächter erklingt in den Zimmern der Wöchnerinnen.

Ihre Mutter Gerda hat sich für heute angesagt. Sie bringt eine Karte ihrer Freundinnen mit. Alle fünf Damen gratulieren herzlich, sogar ein Gedicht haben sie geschrieben: „Das Damenkränzchen braucht dringend ein Kind.“

So viele Erwartungen! Katharina ist blass und einsilbig. Was werden sie alle sagen?

„Ach Kind, das vergeht wieder.“ Die frisch gebackene Oma meint Bescheid zu wissen. „Das sind die Heultage. Viele Frauen haben das.“

Katharina antwortet nicht. Noch kann sie nicht über ihre Sorgen sprechen. Als das Baby wieder zum Stillen gebracht wird, beendet Oma Gerda den Besuch für heute.

Wenn sie doch mit Helmut sprechen könnte! Aber er wird sie erst am Wochenende wieder besuchen kommen.

Eine Woche ist es nun auch her, dass Helmut mitten in der Nacht einen Anruf aus dem Kreißsaal erhielt.

„Herzlichen Glückwunsch, Herr Dr. Klein! Es ist ein Mädchen.“

In dieser Nacht wanderten auch seine Gedanken zurück.

Damals, als er in den Wäldern Russlands Bäume fällen musste, träumte er von einem selbstbestimmten Leben in Freiheit. Einen international anerkannten Beruf wollte er ergreifen und eine Familie gründen. Das gab ihm Kraft, die Jahre der Kriegsgefangenschaft durchzuhalten. Im vergangenen Jahr schloss er sein Chemiestudium mit der Promotion ab und trat seine erste Arbeitsstelle an. Dann endlich gaben Katharinas Eltern ihre Zustimmung zur Heirat. Seit einem Jahr lebten sie nun glücklich miteinander in einer kleinen Zweizimmerwohnung in Ludwigshafen. Vor kurzem wurde er 33 Jahre alt.

Und nun haben sie ein Kind, eine Tochter. Helmut liebt Kinder. Er freut sich darauf, sein kleines Mädchen kennen zu lernen.

Eine große Last ist von ihm abgefallen. Der Weg in ein normales, erwachsenes Leben ist auch für ihn frei. Endlich.

An diesem glücklichen Tag, Evas erstem Lebenstag, wartet er pünktlich zur Besuchszeit vor der Stationstür auf Einlass. Er hat einen großen Strauß Frühlingsblumen für Katharina mitgebracht. Lange umarmen sie sich. Jetzt ist es entschieden: Das Leben und die Zukunft gehören ihnen. Die schlimmen Zeiten sind überstanden.

Als Schwester Louise das Baby zur nächsten Stillzeit bringt, nimmt er es neugierig auf den Arm.

„Hallo, Kleines. Ich bin der Papa. Mach mal die Augen auf."

Er kitzelt es sanft am Bauch. Es verzieht das Gesicht, niest einmal kräftig und schlägt schließlich die Augen auf. Sie sind strahlend blau – genau wie seine. Beschwingt trägt er das Neugeborene durchs Zimmer und zeigt ihm die Welt: den grünkarierten Vorhang, die weiße Wand, er lässt Wasser am Waschbecken plätschern und öffnet das Fenster. Die Sonne scheint, ein warmer Frühlingswind weht den Duft der blühenden Kastanien herein.

An diesem ersten glücklichen Tag kann das Kleine dies alles noch nicht erfassen. Es hat Hunger.

An diesem ersten glücklichen Tag weiß auch noch niemand, welche Gedanken sich die Ärzte über das Kind machen.

Es hat Gelbsucht, blaue Lippen und immer wieder Herzrasen. Sogar seine Finger- und Zehenspitzen sind bläulich verfärbt. Beim Einatmen zieht sich der Brustkorb trichterförmig nach innen.

Der Kinderarzt der Säuglingsstation zieht seinen Oberarzt hinzu.

Beide Ärzte beugen sich über das Kind, hören mit ihren Stethoskopen auf seinen Brustkorb, tasten Kopf und Bauch ab, tauschen medizinische Fachbegriffe aus. Es dauert lange. Mit ernster Miene richten sie sich schließlich auf.

„Ein Blue Baby[4]?"

„Es sieht nach einem Vitium[5] aus. Das sollte sich der Professor mal ansehen."

Schwester Louise erhält den Auftrag, einen Termin in der Kinderklinik zur Abklärung zu vereinbaren.

So kommt es, dass der Kinderarzt Katharina eine Woche nach der Geburt ins Säuglingszimmer kommen lässt und ihr die Frage stellt, die ihr Leben durcheinander wirft:

„Hat man Ihnen schon gesagt, dass mit dem Herzen etwas nicht in Ordnung ist?"

Erwartet, ersehnt, befürchtet steht Helmut schließlich am Samstag pünktlich zur Besuchszeit im Zimmer.

„Sie hat oft Bauchschmerzen," lässt Katharina den Testballon steigen.

Es stimmt. In den letzten Tagen hat das Baby nach dem Füttern lange geschrien und sich gekrümmt. Dabei ist es blau geworden.

---

4 Blue Baby, Blausucht, oder Zyanose: Haut und Schleimhäute verfärben sich bläulich, weil das Blut zu wenig Sauerstoff enthält. Besonders gut ist dies an dünnen Hautpartien wie Fingerspitzen oder Lippen zu sehen. Im Alltag ist Blausucht oft mit Atemnot, erhöhter Atemfrequenz, Erbrechen und Benommenheit verbunden.

5 Medizinischer Begriff für Fehlbildung

Heute liegt es entspannt mit wachen, blauen Augen in ihrem Arm.

„Findest du auch, dass sie manchmal blaue Lippen hat?" fragt sie unvermittelt.

Ihre Stimme klingt heiser und künstlich.

„Wie bitte?"

„Findest du auch, dass sie manchmal blaue Lippen hat?"

Katharina sieht Helmut eindringlich an. Auf ihren bleichen Wangen erscheinen hektische rote Flecken.

Er greift nach ihrer Hand. Sie ist kalt und verschwitzt. Irritiert setzt er sich auf den Bettrand.

„Was ist denn los? Warum fragst du das?"

Katharina bricht in Tränen aus. Sie erzählt ihm von dem Gespräch mit dem Kinderarzt.

„Ich habe zuerst gedacht, er hat sie bestimmt verwechselt."

Sie nimmt einen Schluck von ihrem Stilltee.

Helmut ist blass geworden.

„Aber gestern, als sie so geschrien hat, da habe ich es selbst gesehen. Sie ist richtig blau angelaufen."

Helmut schaut seine kleine Tochter prüfend an. Ihre Lippen und Fingerspitzen sind blau.

Die Zeit scheint stehen geblieben zu sein.

Er schweigt lange. Sein Hals kratzt.

„Kann ich einen Schluck Tee haben?"

Katharina grinst. „Willst du stillen?"

„Keine Ahnung, wie blau Babys werden, wenn sie Bauchweh haben."

Er zuckt mit den Schultern.

„Aber eigentlich sieht man es auch ohne Schreien."

Als die Kinderschwester den Säugling wieder abholt, steht Katharina auf. Gemeinsam gehen sie zum Ende des Krankenhausflurs und sehen aus dem Fenster. Ein kalter Wind treibt die zarten Blütenblätter vor sich her, immer wieder schieben sich dunkle Wolken vor die Nachmittagssonne. Es sieht nach Regen aus. Die Besuchszeit geht ihrem Ende entgegen.

Helmut nimmt Katharina fest in den Arm.

„Das müssen wir jetzt wohl klären", sagt er leise. „Ich werde am Montag in der Kinderklinik anrufen."

Bevor er geht, lässt er sich von Schwester Louise die Telefonnummer des Sekretariats aufschreiben.

Am Montagmorgen liegt Eva auf dem Untersuchungstisch des Professors. Helmut hat schon angerufen und darum gebeten, dass sich der Chef seine Tochter persönlich anschaut. Kopf, Bauch, Reflexe und Reaktionen, alles untersucht der erfahrene Kinderarzt gründlich.

Auch heute haben ihre Lippen, ihre Finger- und Zehenspitzen, die Mundschleimhaut eine bläuliche Farbe. Sie atmet schwer, zieht die Brust trichterförmig ein, als könne sie nicht genug Luft bekommen. Als der Professor sein Stethoskop auf ihre Brust setzt, erwischt er noch das Ende eines Tachykardieanfalls. Ein raues Geräusch über dem Brustbein untermauert seinen Verdacht. Zur Sicherheit soll noch ein EKG und eine Röntgenuntersuchung des Brustkorbs durchgeführt werden.

Am Ende des Tages steht die Diagnose der kleinen Patientin fest.

Sie leidet an einem sehr seltenen angeborenen Herzfehler, einer Fallotschen Tetralogie[6].

---

6 Eine angeborene Fehlbildung des Herzens, die zu einer verminderten Lungendurchblutung führt. Sie tritt bei etwa 1 von 5000 Neugeborenen auf und macht etwa 11% aller Herzfehler aus. Es handelt sich um eine Kombination aus 4 verschiedenen Defekten: Ventrikelseptumdefekt (Defekt in der Herzscheidewand), Pulmonalstenose (Einengung der Ausflussbahn aus der rechten Herzkammer), reitende Aorta (Blut fließt aus beiden Herzkammern statt aus einer in die Körperhauptschlagader), Rechtsherzhypertrophie (Muskelverdickung der rechten Herzkammer).
Symptome sind laute Herzgeräusche, Zyanose (s. auch Blausucht), Wachstumsverzögerung, hypoxämische Anfälle (Zyanose, Atemnot, Bewusstlosigkeit, potentiell lebensbedrohlich)

Damit hat sie Aussicht auf etwa zwölf Lebensjahre, die von Atemnot, Sauerstoffmangel und Entwicklungsrückstand gekennzeichnet sein werden.

Von diesem schweren Weg weiß sie heute noch nichts. Die Untersuchung hat sie viel Kraft gekostet. Bauchweh nach dem Trinken und das Ringen um ausreichend Sauerstoff haben das Ihrige dazu getan.

Gleich am nächsten Tag warten weitere Untersuchungen auf sie. Der Professor stellt sie seinen Studenten vor. Die ganze Gruppe zückt das Stethoskop, nacheinander hören sie den kleinen Brustkorb ab. Sie sollen sich das raue Geräusch merken, mit dem das Herz versucht, genügend Blut in die Lungen zu pumpen. Das werden sie nicht so schnell wieder vergessen.

Heute ist das Kind quengelig. Die Untersuchungen sind anstrengend. Es hat Bauchweh. Und immer wieder dieses Herzrasen.

Am Tag darauf werden Mutter und Kind nach Hause entlassen. Dort ist schon alles liebevoll vorbereitet. Doch vorher steht noch das Gespräch mit dem Professor an.

Katharina hat sich von der Geburt erholt, sie kann das Baby jetzt selbständig versorgen. Sie hat den Koffer gepackt und ihm die neue Ausstattung des Damenkränzchens angezogen. Richtig hübsch findet sie ihr kleines Mädchen heute. Ihre Unruhe kann sie trotzdem kaum bezwingen. Wie sonnig und heiter ist die Welt vor zwei Wochen gewesen, als sie zum ersten Mal diesen Krankenhausflur entlang ging. Inzwischen hat sich ein dunkler Schatten breit gemacht. Noch hofft sie, ihn verscheuchen zu können.

Der Termin in der Kinderklinik wird Klarheit bringen. Sie hat Angst.

Helmut hat sich diesen Tag frei genommen. Seine Eltern haben ihm für heute ihren kleinen grauen Ford überlassen. Noch etwas ungeübt holt er den Kinderwagen aus dem Kofferraum. Hat er auch alle Decken eingepackt, wie Katharina ihm gesagt hat? Sein Herz ist schwer. Die freundliche Sekretärin der Kinderklinik hat ihm den Termin mitgeteilt mit dem Hinweis, alles Weitere würde dann dort besprochen. Keine Entwarnung, kein „Machen Sie sich keine Sorgen." Er ahnt, was das bedeutet. Er macht sich Sorgen.

Der Professor nimmt sich viel Zeit. Ernst und sachlich erklärt er die Lage. Schwierige Jahre würden auf die ganze Familie zukommen. Er ermutigt die jungen Eltern, trotzdem keinesfalls aufzugeben. Gerade in den letzten Jahren habe es bahnbrechende Neuerungen in den Operationstechniken gegeben. Vielleicht würde man auch ihrem Kind damit helfen können – aber erst, wenn sein Körper groß genug und die Technik noch weiterentwickelt sei. Bei aller Ungewissheit sei eine operative Korrektur erreichbar und lohnenswert. Er bestärkt sie darin, dieses Ziel unter allen Umständen anzustreben. Dann nennt er ihnen Spezialisten, an die sie sich wenden können. Besonders empfiehlt er Professor Zenker in München.

Kurz darauf verlassen zwei schmale Gestalten Hand in Hand die Chefetage der Kinderklinik. Langsam schieben sie den Kinderwagen vor sich her. Das Kind, das darin liegt – ihr Kind – ist schwer krank. Es ist angewiesen auf ihre Hilfe und die Schlüsse, die sie aus diesem Gespräch ziehen. Wie wird das alles enden? Werden Ärzte ihrem Kind helfen können? Und was bedeutet das alles für sie als Eltern? Werden sie diese Belastungen gemeinsam durchstehen können? Das unbeschwerte Familienleben, das beide seit so vielen Jahren herbei gesehnt haben, ist heute in weite Ferne gerückt.

Die Frau läuft etwas zusammengesunken und schlurfend einen halben Schritt hinter ihrem Mann. Sie schluckt. Sie hadert. Warum trifft es sie? Haben sie etwas falsch gemacht? War der Weg in ein normales Leben nicht vor kurzem noch frei?

Der Mann richtet sich auf, wartet und legt den Arm um sie. Er ist angespornt. Alles, was er weiß, hat und kann – alle seine

Fähigkeiten, alle Intelligenz, alle Kontakte, alle Liebe – wird er einsetzen, damit es gelingt. Er will den Weg wieder frei schaufeln.

Lange Zeit spricht keiner der beiden.

„Ob wir noch eine Krankenversicherung für sie abschließen können?“ äußert Helmut seine Gedanken schließlich laut.

Katharina schaut ihn verwirrt an.

„Vielleicht sollten wir sie schnell taufen lassen“, meint sie leise. „Eine Nottaufe, meine ich. Zuhause.“

Mai 1959

Schon seit etwa einem Monat ist das Kind nun auf der Welt. An seinem Zustand hat sich nichts verändert. Herzrasen, Luftnot und blaue Lippen gehören zu seinem Alltag. Bei den Eltern sorgen diese Zustände immer wieder für Aufregung.

Helmut hat einen Kinderarzt gefunden. Dr. Bergmann hat seine kleine Patientin inzwischen schon mehrmals zuhause besucht. Außerdem hat Helmut die empfohlenen Spezialisten kontaktiert und Termine bei ihnen vereinbart.

Zum Glück gibt es zwischen den Notfällen auch ein einigermaßen normales Leben. Sorgfältig klebt Katharina die fotografischen Belege dafür in ein Album, wie zum Beispiel die erste Ausfahrt mit dem neuen Kinderwagen am Rhein. Sie hat den Kinderwagen ausstaffiert und ihre Tochter hübsch angezogen. Milde Temperaturen locken nach draußen, Helmut trägt den Mantel schon über dem Arm. Frische Luft und eine warme Decke verschaffen dem Kind heute rote Bäckchen, schnell schläft es ein. Überall entfalten sich frische grüne Blätter, die Kastanien verblühen bereits wieder.

Die Leichtigkeit des Frühlings breitet sich aus, gehört das Leben nicht ihnen? Trotz allem?

Mit großen Schritten laufen die jungen Eltern am Fluss entlang bis an die Brücke, die nach Mannheim führt. Die gemeinsame

Erinnerung an die ersten Studentenbälle nach dem Krieg verleiht ihnen neuen Schwung. Irgendwann im Leben werden sie auch wieder tanzen gehen.

Wenige Tage später liegt Eva in ihrem neuen Taufkleidchen auf einem dicken Kissen. Aus ihrem Studium der Kunstgeschichte kennt sich Katharina mit Formen und Traditionen der Kindertaufe aus. Nun hat sie Spitze besorgt und sowohl das Kleidchen als auch den Kissenbezug selbst genäht, gibt ihr das doch das Gefühl, etwas für ihr Kind tun zu können. Wenn schon nicht klar ist, ob es leben darf, dann will sie wenigstens für sein Seelenheil vorgesorgt haben. Sie kann sich nicht vorstellen, leichtfertig auf den Beistand der Religion zu verzichten.

Helmut war zunächst nicht bereit, sich auf Verdacht an Traditionen zu halten. Er hielt eine frühe Nottaufe für unnötig und stellte grundsätzliche Fragen, etwa ob ein liebender Gott ein verstorbenes Kind nicht auch ohne Taufe annehmen könne. Als er jedoch realisierte, wie wichtig das Thema für Katharina ist, stimmte er dem Akt schließlich zu. Er würde seiner Tochter nicht schaden und seine Frau beruhigen.

So wird Eva am Samstag, 16. Mai 1959 zuhause mit Eltern, Großeltern und Paten in einer kurzen Zeremonie notgetauft. Wie die gesamte Familie wird sie somit evangelisch.

Ihr Taufspruch lautet:

„Lasset die Kindlein zu mir kommen und wehret ihnen nicht; denn solcher ist das Reich Gottes.“[7]

Die Taufurkunde zeigt ein Altarfoto der zuständigen Kirche. Später kann man denken, die Taufe habe dort stattgefunden.

In der Zwischenzeit hat Helmut einen Hubschrauberflug nach Düsseldorf organisiert.

---

7 Bibelzitat aus dem Evangelium nach Markus, Kapitel 10, Vers 14

Die dortige Universitätsklinik ist den Eltern als Spezialeinrichtung für erfolgreiche Herzchirurgie empfohlen worden. Ob es hier Hoffnung für ihr Kind gibt?

Etwa einen Monat nach der Taufe hebt der Hubschrauber ab.

Helmut hilft dem Piloten, den Kinderwagen im Laderaum zu verstauen und spricht mit ihm über die neueste Funktechnik. Besonders begabte Jugendliche seines Jahrgangs durften zur Kriegsvorbereitung Sonderlehrgänge hierfür besuchen. Auch Helmut war dabei. Den politischen Zusammenhang durchschaute er damals noch nicht. Aber die Technik interessierte ihn brennend. Auch jetzt leuchten seine Augen wieder.

Katharina nestelt an ihrer Handtasche, um ein kleines Spitzentaschentuch herauszuholen. Die gut gefüllte Tasche mit frischen Babykleidern und Windeln steht neben ihr, ebenso ein Vorrat an Babyfläschchen. Sie drückt ihr Kind an sich und seufzt. Was würden die Spezialisten herausfinden? Und würden sie helfen können? Wie lange würde sie Eva noch so lebendig an sich drücken können? Die Tragweite des heutigen Ergebnisses überfordert sie. Sie schließt die Augen.

Auch Eva hat die Augen geschlossen. Sie kämpft mit den Luftdruckunterschieden, atmet schnell und flach, ihre Lippen sind blau.

Vom Hubschrauberlandeplatz zur Universitätsklinik ist der Weg nicht mehr weit. Viele Stunden dauert die Untersuchung in dieser Spezialklinik. Die Ärzte nehmen sich Zeit, arbeiten gründlich. Wieder wird die kleine Patientin abgehört, geröntgt, ein EKG wird abgeleitet. Sie ist unruhig, schreit viel, wird blau.

Die Eltern müssen solange auf den harten Stühlen vor den Untersuchungsräumen warten. In den Pausen bringt ihnen eine Krankenschwester ihr Kind, damit sie es füttern und wickeln können.

Am Nachmittag werden sie schließlich zu dem Gespräch gebeten, das Katharina allen Mut nimmt. Das Ergebnis des Chefarztes hätte das Todesurteil ihres kranken Babys sein können.

„Wir können Ihnen keine Hoffnung machen, schaffen Sie sich ein zweites Kind an."

Aber dann gibt es noch den zweiten Termin im Dr. von Haunerschen Kinderspital in München. Helmut besteht darauf, ihn wahrzunehmen. Katharina hat keine Kraft mehr dafür.

Wieder einen Monat später übernachtet die Familie also in einem schmalen Zimmer des katholischen Schwesternwohnheims.

Das Baby ist morgens als erstes wach. Es hat nämlich Hunger.

Katharina wärmt das Fläschchen in der Gemeinschaftsküche. Sie ist blass, bewegt sich langsam und fahrig. Am liebsten würde sie fliehen, sich nicht noch einmal dieser zehrenden Ungewissheit aussetzen. Würde heute das zweite Todesurteil auf ihr kleines Mädchen warten? Würde ihre Kraft dafür ausreichen?

Helmut streckt sich.

„Die Sonne scheint. Hast du dein neues Kleid dabei? Das mit den blauen Tupfen? Wir könnten in den Englischen Garten gehen."

Katharina schaut ungläubig auf. Eine gewisse Bitterkeit in ihrer Stimme ist nicht zu überhören.

„Du hast Flausen im Kopf."

Helmut ist inzwischen aufgestanden und hat die Klappläden geöffnet.

„Weißt du nicht mehr, was sie uns in Düsseldorf gesagt haben?" versucht er sie zu ermutigen.

„Doch, wir sollen uns ein zweites Kind anschaffen."

Helmut schüttelt den Kopf.

„Das wollen wir doch sowieso und außerdem geht es die gar nichts an. Nein, ich meine, was sie über München gesagt haben?"

Das Kind ist satt. Katharina stellt das Fläschchen beiseite. Sie schweigt.

„Dass dort jetzt Professor Zenker Klinikleiter ist. Er hat vor einem Jahr zum ersten Mal mit einer Herz-Lungenmaschine operiert, in Marburg. Eine ganz neue Technik. Aus Amerika. Er wird sich heute Eva persönlich anschauen."

Katharina kann sich das nicht vorstellen. Ihre Augen glänzen feucht.

Wie sehr fürchtet sie Evas Anfälle von Atemnot, wenn das Kind schnell und heftig atmet, blau wird und sich an sie klammert. Jedes Mal muss sie dann gegen ihre eigenen Ängste ankämpfen. Es kostet sie viel Kraft. Immer wieder benötigt sie Helmuts Beistand, seinen Trost, seine Ruhe. Sie ahnt nicht, wieviel Kraft es auch ihn kostet.

Um zehn Uhr werden sie im Dr. von Haunerschen Kinderspital erwartet. Helmut kontrolliert seine Aktentasche. Die medizinischen Befunde, die Belege über die Verhandlungen mit der Krankenkasse, Ausweise – alles ist vollständig. Er packt das Kind in den Kinderwagen, es geht los. Ausfahren gefällt der Kleinen. Wenn es ihr gut geht, beobachtet sie die Welt mit wachen Augen.

Katholische Ordensschwestern mit ihrem breiten bayerischen Dialekt weisen den Eltern den Weg durch den Dschungel der Untersuchungsräume. Selbst Katharina kann sich in dieser wohltuend professionellen, fast heiteren Atmosphäre etwas entspannen.

Wieder wird Eva abgehört, geröntgt, ein EKG wird geschrieben. Auch heute ist sie quengelig und schwer zu beruhigen. Ob sie Katharinas Angst spürt? Helmut brummt ihr mit seiner tiefen Stimme geduldig Kinderlieder vor und trägt sie zu den verschiedenen Untersuchungen durch die langen Gänge der Klinik. In den Zwischenpausen schaut er nachdenklich aus dem Fenster. Er vertreibt seine Sorgen mit Erinnerungen an die unbeschwerten Sommerfeste seiner Studentenjahre. Katharina füttert und wickelt währenddessen das Kind. Das Warten zieht sich endlos dahin.

Am späten Nachmittag werden die Eltern endlich ins Sprechzimmer des Chefarztes gerufen. Professor Zenker hat sich alle Befunde gründlich angesehen. Auch er macht eine ernste Miene, beschreibt die Fehlbildung und ihre Auswirkungen.

„Unbehandelt wird Ihre Tochter vielleicht zwölf Jahre alt werden. Der Körper kann den Sauerstoffmangel nicht lange kompensieren, schon gar nicht in den Entwicklungs- und Wachstumsphasen."

Katharina wird ungeduldig. Das hat sie schon oft genug gehört.

Helmut erkundigt sich nach der neuen Operationsmethode mit der Herz-Lungen-Maschine[8]. Er stellt viele Fragen, möchte präzise Erklärungen.

Professor Zenker nickt.

„Das ist tatsächlich eine Hoffnung."

Dann erklärt er die Technik.

„Aber", seine Miene wird wieder ernster, „Eva ist noch zu klein."

„Was heißt das?"

„Die Technik ist neu und wurde bisher nur bei Erwachsenen durchgeführt. Für Kinder, besonders für kleine Kinder, ist sie noch nicht entwickelt. Wir müssen versuchen, ein paar Jahre durchzustehen. Wir müssen warten, bis der Körper groß genug ist und die Operationstechnik an die kindlichen Verhältnisse angepasst werden konnte."

---

8 Mit der Herz-Lungen-Maschine lassen sich die Funktionen des Herzens und der Lunge für einen begrenzten Zeitraum ersetzen. Das Blut wird außerhalb des Körpers mit Sauerstoff angereichert, Kohlendioxid wird entzogen, anschließend wird es wieder in den Körper zurückgepumpt. Dadurch sind Operationen am offenen Herzen möglich. Die erste Operation mit der Herz-Lungen-Maschine wurde 1953 in Philadelphia/ USA durchgeführt. Die erste Operation in Deutschland wurde von dem Herzchirurgen Rudolf Zenker 1958 am Universitätsklinikum Marburg durchgeführt.

Herz und Kreislauf

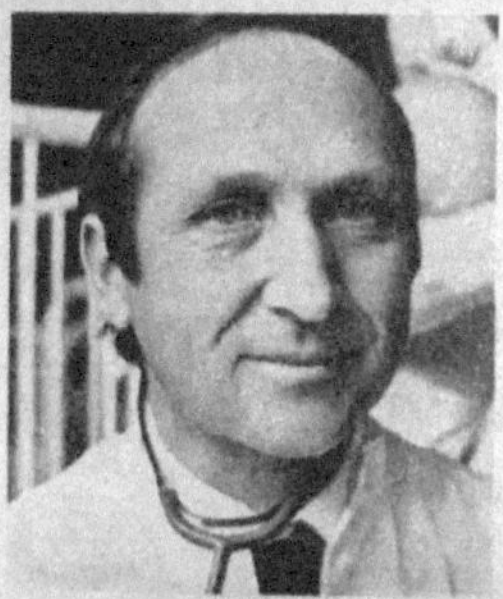

Prof. Dr. med. Konrad Bühlmeyer, Direktor der Klinik für Herz- und Kreislauferkrankungen im Kindesalter, Dt. Herzzentrum München THEMEN: Herz- und Kreislauferkrankungen bei Kindern

Katharina spitzt die Ohren. Hat er tatsächlich „wir“ gesagt?

Professor Zenker erklärt die enge Kooperation mit der Kinderklinik in Mannheim und nennt ihnen Ansprechpartner.

„Kinder wie Eva können wir gemeinsam behandeln, im Notfall fahren Sie nach Mannheim und die Kollegen telefonieren dann mit uns.“

Dann stellt er einen Plan für künftige Untersuchungen auf und verschreibt dem Kind Medikamente. Ihr Ansprechpartner in München wird Dr. Bühlmeyer.

Helmut fällt ein Stein vom Herzen. Sogar Katharina hat wieder zugehört. Endlich macht ihnen jemand Hoffnung. Endlich gibt es eine Perspektive. Ja, natürlich werden sie die Jahre durchstehen und auf die Operation warten.

Hand in Hand verlassen sie die Klinik. Eva ist eingeschlafen. Der Tag hat alle erschöpft.

„Wir werden spät nach Hause kommen." Katharina sieht auf die Uhr.

„Gestern haben wir fünf Stunden für die Fahrt gebraucht."

Die Nachmittagssonne verbreitet noch immer sommerliche Hitze.

„Wir werden sogar noch später nach Hause kommen."

Helmut nimmt ihr den Kinderwagen ab und geht schnell am Auto seiner Eltern vorbei, das er am Morgen auf den Parkplatz vor der Klinik gestellt hat.

„Wir gehen nämlich noch in den Englischen Garten und essen ein Eis."

Nach dem Besuch in München ist der Alltag für die Eltern wieder leichter zu bewältigen.

Jetzt haben sie ein Ziel. Die Hilfen auf dem Weg dorthin sind konkret benannt. Auch wenn Evas Körper weiterhin viel zu wenig Sauerstoff bekommt und niemand weiß, ob sie das Ziel einer korrigierenden Operation jemals erreichen wird.

Helmut vereinbart schnell einen Termin in der Mannheimer Kinderkardiologie. Inzwischen ist es ihm gelungen, Eva rückwirkend zur Geburt bei einer Krankenkasse zu versichern. Nur Medikamente müssen weiterhin selbst bezahlt werden.

Katharina hingegen schreibt ihrer kleinen Tochter einen Brief, auch wenn diese ihn natürlich noch nicht lesen kann. Sie steckt ihn in einen Umschlag, verschließt ihn sorgfältig und klebt ihn schließlich in das Album mit den Kinderbildern. Denn vielleicht – wenn Eva es schafft – lernt sie eines Tages lesen und dann – ja, hoffentlich – entdeckt sie diesen Brief und liest, wie sehr sie erwartet und geliebt wurde. Und dann – wenn das tatsächlich einmal wahr werden könnte – wird sie selbst ein Baby haben und Katharina wird die Oma werden. Dieser Gedanke beflügelt sie sehr. Vielleicht können ihre langgehegten Träume von einem normalen Leben doch noch in Erfüllung gehen. Das alles wäre zu schön, um wahr zu sein.

Außerdem nimmt sie sich nun vor, alles „ganz normal“ zu machen, so als gäbe es keine Krankheit. „Auf Hoffnung“ will sie ihr Kind erziehen, damit es im Leben zurechtkommt – nicht verhätscheln, weil es doch so „arm und krank“ ist. Nein, wenn die Operation tatsächlich hilft, wird es ein ganz normales Leben führen dürfen. Die Lehrerin in ihr regt sich wieder. Bestmöglich will sie das Mädchen auf das Leben vorbereiten. Sie will es unterstützen, eine eigene Persönlichkeit zu werden, seine Begabungen zu entdecken und seinen Lebensweg zu gehen, so wie Helmut und sie das in den Jahren ihres eigenen Erwachsenwerdens auch taten. Fast gerät bei diesen Gedanken die Krankheit aus dem Blick. Es tut ihr so gut, die Lebensgefahr, in der ihr Kind schwebt, zumindest zeitweise ausblenden zu können. Sie schmiedet wieder Pläne und ordnet ihren Tag. Sie gewöhnt ihr Kind an feste Abläufe und ermöglicht ihm Erfahrungen.

Mit Helmut muss sie unbedingt noch über die künftige Erziehung sprechen. Sie ist aber sicher, dass er mit dem „Prinzip Hoffnung“ einverstanden sein wird.

Tatsächlich fand ich später diesen Brief und las ihn auch. Ich war sehr gerührt, wieviel Liebe mir hier entgegen strömte. Nur eines befremdete mich: Mit keinem Wort wurde meine Krankheit erwähnt. Meine Mutter erweckte tatsächlich den Eindruck, als gäbe es sie nicht.

Wenige Tage nach dem Brief nimmt Katharina sich vor, Eva auszufahren. Sie hat geschlafen und gegessen, das Wetter ist herrlich. Sie legt das Kind in den Kinderwagen und geht los. Nach einem kurzen Weg erreicht sie die Brücke zum Stadtpark am Rhein. Hier weht ein leichter Wind, die alten, hohen Bäume spenden Schatten. Für den Spielplatz ist Eva noch zu klein. Katharina entscheidet sich für den Weg direkt am Fluss entlang. Sie setzt sich auf eine Bank, nimmt das Kind auf den Schoß und erklärt ihm alles, was es zu sehen gibt.

„Das ist ein Schiff. Es hat Kohle geladen. Guck, die ist ganz schwarz."

Oder auch: „Oh, ein Vogel. Schau, er macht piep-piep. Jetzt fliegt er heim in sein Nest."

Auch wenn Eva noch keine Worte kennt, plappert sie munter mit. Sie zeigt auf alles, was sich bewegt.

Aber plötzlich erlischt ihr Interesse an der Welt. Ihr Herz schlägt schnell und unregelmäßig. Sie wird unruhig, klammert sich mit beiden Händchen an Katharinas Bluse, atmet flach.

Die Mutter steht auf, drückt sie an sich. Zur Beruhigung will sie singen, aber es gelingt ihr nicht. Kein Ton kommt über ihre Lippen. Auch ihr Herz gerät ins Stolpern.

Nach zehn Minuten ist der Anfall vorbei. Eva atmet wieder ruhig, ihre Lippen sind tiefblau. Eine ältere Frau bleibt stehen.

„Was hat denn das Kind?" Halb mitleidig, halb neugierig schaut sie es an.

„Heidelbeeren gegessen?"

„Ja."

Schnell packt Katharina ihr Kind wieder in den Kinderwagen. Nur keine weiteren dummen Fragen!

Sie macht sich auf den Rückweg. Für heute hat Eva es ihr gründlich vermasselt, so zu tun, als ob nichts wäre.

Solche und ähnliche Situationen gibt es auch weiterhin häufig. Manchmal ruft Katharina hinterher Helmut an. Er tröstet sie, spricht ihr neuen Mut zu. Wenn Eva einen schlimmen Anfall von Atemnot hat, telefoniert sie mit dem Kinderarzt. Auch Eva kennt Dr. Bergmann inzwischen gut. Er besucht sie häufig und im Notfall immer schnell zuhause. Wenn es ihr sehr schlecht geht, kommt er auch mitten in der Nacht.

Er verordnet Medikamente, spricht mit ihr und mit den Eltern. Er beratschlagt mit der Kinderklinik, wann eine Vorstellung oder gar eine stationäre Aufnahme erforderlich ist. Die Eltern nehmen seine Ratschläge ernst, meistens helfen sie auch.

Dezember 1959

Seit sechs Wochen kämpft Eva mit einer Erkältung. Sie kann sie einfach nicht überwinden. Sie hat mal mehr, mal weniger Fieber, kann kaum noch etwas essen. Nun ist auch noch Durchfall hinzugekommen. Eines Morgens kann sie einfach nicht mehr aufhören zu erbrechen. Ihr Körper ist völlig entkräftet.

Dr. Bergmann sitzt an ihrem Bett.

„Sie muss ins Krankenhaus, und zwar schnell."

Eindringlich schaut er Katharina an.

„Es geht so nicht mehr. Eine Elektrolytentgleisung[9] können wir uns bei ihr nicht leisten."

Er geht zum Telefon und bestellt einen Krankenwagen. Katharina fügt sich. Schnell packt sie eine Tasche mit den notwendigsten Utensilien. Für Helmut hinterlässt sie eine Nachricht auf dem Küchentisch.

Mit Blaulicht und Sirene legt der Fahrer die Strecke zum Klinikum Mannheim zurück. In der Klinik sind sie bekannt. Schnell erhält Eva in der Ambulanz eine erste Spritze. Das Erbrechen scheint daraufhin etwas seltener zu werden.

Ein junger Arzt spricht mit Katharina.

„Wir nehmen sie auf die Kinderstation auf", sagt er. „Sie muss beobachtet werden und Medikamente bekommen. Sie können morgen zur Besuchszeit [10] wiederkommen."

Katharina zögert. Widerstreitende Gefühle machen ihr zu schaffen. Sie will ihr Kind nicht alleine im Krankenhaus lassen. In letzter Zeit war es sehr anhänglich, suchte immer ihre Nähe. Andererseits kann es zuhause nicht ausreichend behandelt werden. Schließlich beruhigt sie sich mit der Hoffnung, dass ihre Tochter vielleicht hier wieder schneller gesund werden kann.

---

9 Eine Abweichung der normalen Konzentration von Natrium, Kalium, Calcium, Phosphat u.a. in den Körperflüssigkeiten. Dies kann zu schwerwiegenden Störungen in Herz, Nervensystem, Darm und Muskeln führen.

10 Anfang der 1960er Jahre war „Rooming-in" noch nicht üblich.

Eine Schwester legt Eva in ein Kinderbett mit weißen Gitterstäben. Sie weint. So viele fremde Menschen in weißer Kleidung stehen um sie herum. Sie fremdelt. Überall brummt und piept es. Sie scheint Angst zu haben, will auf Katharinas Arm.

Entschlossen dreht diese sich nun um und geht aus dem Raum. Das wird das Beste sein, was sie jetzt für ihr Kind tun kann.

Jeden Nachmittag steht sie schon vor der Besuchszeit vor der Tür der Kinderstation. Schließlich will sie diese voll ausschöpfen. In dem großen Krankenzimmer liegen noch viele andere kranke Kinder in ihren Gitterbetten. Viele weinen, manche sind ganz allein.

Katharina versucht, sich nur auf Eva zu konzentrieren. Auch sie weint viel. Es geht ihr nicht gut. Erbrechen und Durchfall sind hartnäckig. Atemnot und Herzattacken kommen dazu. Sie nimmt die Kleine auf den Arm, streichelt und tröstet sie. Zwei Stunden scheinen dafür viel zu kurz zu sein.

Der Arzt hat Spritzen „für Ernährung und Kreislauf" verordnet. Mehrmals am Tag verabreicht eine Krankenschwester diese in Evas Beine. Inzwischen sind beide Oberschenkel dick und rot angeschwollen. Zur Linderung wurde ein kühlender Verband angelegt.

Katharina ist empört. Sie verlangt, mit dem Arzt zu sprechen. Sie strafft ihren Rücken und knöpft die Jacke des eng anliegenden Kostüms zu. Dann redet sie ihm ins Gewissen:

„Wollen Sie vielleicht jeden Tag so viele Spritzen bekommen?"

Tatsächlich lässt er sich darauf ein und verordnet einen Teil der Medikamente versuchsweise zum Schlucken. Die Schwester bringt Eva nun mehrmals täglich einen süßen Saft.

Der Versuch gelingt. Sie kann alles bei sich behalten, ihre Oberschenkel schwellen ab. Nach ein paar Tagen wird sie wacher, kann wieder sitzen. In guten Momenten darf sogar eine Schwester sie auf den Arm nehmen, ohne dass sie anfängt zu weinen. Drei Wochen hat die Behandlung im Krankenhaus gedauert. Gerade noch rechtzeitig zum Weihnachtsfest nimmt Katharina ihre kleine Eva mit nach Hause.

Sie versteht noch nicht, was hier gefeiert wird. Aber sie hat wieder Appetit. Sie isst Plätzchen, Grießbrei und Apfelmus. Sie genießt die Nähe der Eltern, die über die Feiertage beide ständig anwesend sind. Auch beide Großeltern kommen zu Besuch. Niemand piekst ihr in die Beine. Alle sind lieb zu ihr und spielen mit ihr. Weihnachten gefällt ihr.

Auch die Eltern entspannen sich wieder. Wenn es Eva gut geht, können auch sie das Leben genießen.

1960

Dieser Klinikaufenthalt ist nicht der letzte gewesen. Auch im neuen Jahr wird Eva immer wieder mit Rettungswagen und Blaulicht in die Kinderkardiologie des Klinikums Mannheim eingeliefert. Ihr Körper kämpft mit der Sauerstoffunterversorgung, sie ist blau, dämmert vor sich hin, jede Bewegung bedeutet Anstrengung. Ihr Herz versucht den Mangel durch schnelles Schlagen zu kompensieren, schafft es aber nicht. Jedes Mal versetzt die Atemnot das kleine Mädchen in Todesangst.

Leider gibt es dafür keine schnelle Abhilfe. Wie versprochen, halten die Ärzte in Mannheim jedoch eine enge Verbindung zu den Spezialisten in München. Gemeinsam beratschlagen sie, wie sie dem Kind am besten helfen können.

Für Eva bedeutet das allerdings jedes Mal eine Aufnahme im Krankenhaus. Sie bekommt Spritzen mit einer scharfen Nadel, die Eltern dürfen sie höchstens zwei Stunden pro Tag besuchen. Viele Stunden liegt sie alleine unter einem Sauerstoffzelt.

Einen besonders schlimmen Anfall erleidet sie im Frühsommer. Katharinas Eltern, Oma Gerda und Opa Erich, sind zu Besuch. Ihr Auto steht noch vor der Tür.

Eva hat beim Baden gekrampft, blaugrau und bewusstlos hängt sie in Katharinas Arm. Hastig wickelt diese sie in ein Badetuch, nimmt sich noch nicht einmal Zeit, einen Krankenwagen zu rufen. Statt dessen jagt Opa Erich seinen Wagen viel zu schnell über die roten Ampeln der Stadt.

Katharina treibt ihn an. „Los, du musst schneller fahren. Das Kind atmet nicht!"

So nimmt dieser Jurist fraglos in Kauf, gegen die Straßenverkehrsvorschriften zu verstoßen und damit seinen Ruf zu gefährden, den er sich über viele Jahre mühsam aufgebaut hat. Ob er seine kleine Enkeltochter mit seinem Einsatz retten kann?

Die Schwester in der Notaufnahme erfasst sofort die Dringlichkeit der Situation. Sie ruft den Arzt, nimmt Katharina das Kind aus dem Arm.

Nach einer orientierenden Diagnostik verabreicht der Arzt ihm eine Spritze. Langsam erlangt es sein Bewusstsein zurück. Als er in das Bein des Mädchens kneift, wehrt sie sich. Mit dieser Reaktion ist er zufrieden.

„Ein Fieberkrampf", erklärt er Katharina.

„Gut, dass Sie so schnell gekommen sind. Wann war sie denn das letzte Mal hier?"

„Vor drei Wochen."

„Na, dann werden wir ihre Tochter jetzt wieder aufnehmen und nach dem Rechten sehen. Sie dürfen morgen wiederkommen."

Wieder wird Eva in ein weißes Gitterbett gelegt. Diesmal wird sie auf die Intensivstation gebracht. Immer wieder beugen sich unbekannte Menschen im weißen Kittel über sie. Sie ist noch zu schwach, um zu reagieren. Jemand legt ein EKG an und stülpt ein Sauerstoffzelt über sie.

Katharina hat diese Situation ihre letzte Kraft gekostet. Sie sinkt auf den einzigen Stuhl des Untersuchungszimmers. Ihre Knie zittern. Wie oft hat sie schon ihr Kind mit Blaulicht in die Klinik begleitet! Wie oft schon musste sie mit ihm diese furchtbaren

Anfälle von Atemnot aushalten! So schlimm wie heute war es jedoch noch nie. Sie macht sich Sorgen. Ob der kleine Körper diese Strapazen noch ein paar Jahre durchhalten kann? Ob nicht doch Schäden zurückbleiben, selbst wenn die Operation gelingen sollte? Vielleicht gar eine Behinderung? Ob sie selbst noch ein paar Jahre lang die Kraft für all das aufbringen kann? Ob sie Eva immer lieben kann, gleichgültig wie sich die Dinge entwickeln?

Erschrocken hält sie inne. Da ist er wieder, dieser Gedanke, den sie nie haben wollte. Ganz leise, fast unbemerkt und gegen ihren Willen hat er sich eingeschlichen. Nicht zum ersten Mal.

Sie zwingt ihre Gedanken in die Realität zurück. Da bemerkt sie ihren Vater, der auch noch im Raum sitzt. Wortlos legt er den Arm um sie. Dann gehen sie zu seinem Auto zurück und fahren nach Hause.

In den folgenden Tagen liegt Eva auf der Intensivstation und weint nach ihrer Mama.

Katharina liegt zuhause im Bett und weint um ihre Tochter.

Aber das ist nicht alles. Auch das zweite Kind muss sie in diesen Tagen loslassen. Ihre Blutungen sind stärker geworden. Der Frauenarzt hat ihr keine Hoffnung gemacht, dass die Schwangerschaft noch zu retten ist. Durch einen Schleier von Tränen sieht sie Helmut an.

„Warum?“

Wir kämpfen mit Angst und Behinderung

Jahreswechsel 1960/61

Ich steuere in unserem Wohnzimmer direkt auf den goldenen Engel zu, den Mama gebastelt hat. Ich bin fast zwei Jahre alt. Ich kann schon ein bisschen laufen. Alle paar Schritte gehe ich in die Hocke zum Verschnaufen. Aber dann geht es weiter. Ich bin neugierig.

„Eva gucken!“ Ich zeige auf den Engel.

Papa nimmt mich auf den Arm.

Dann stupst er mit seinem Zeigefinger sanft auf meine Nase. Vorsichtig darf ich den Engel anfassen. Er ist etwa halb so groß wie ich und steht auf dem großen Holztisch mit den geschwungenen Beinen. Wie ich trägt er einen Faltenrock. Der ist allerdings nicht aus Stoff, sondern aus Goldfolie und fühlt sich rau an. Ehrfürchtig betrachte ich die weißen, gelockten Haare, das weiße, glatte Gesicht. „Porzellan“ nennt Papa das. Warum hat der Engel denn keine Beine? Papa sagt, Engel können fliegen, deshalb brauchen sie keine Beine. Tatsächlich trägt er auf seinem Rücken zwei große, ausladend gezackte Flügel.

Weihnachten gefällt mir gut. Diesmal habe ich schon viel davon verstanden. Alle bekommen schöne Sachen geschenkt. Ich habe eine neue Puppe bekommen. Mit ihrem braunen Lockenschopf sieht sie ein bisschen aus wie Mama. Sie begleitet mich überallhin. Ich zeige ihr den Engel und später auch den Weihnachtsbaum mit den schönen roten Kerzen.

„Nur gucken", schärfe ich ihr ein. Das hat Mama gesagt.

Außerdem hat Mama mir ein neues Kleid genäht. Alle finden mich hübsch damit.

Das Krankenhaus ist für heute vergessen. Ich laufe durchs Wohnzimmer und manchmal sogar in die Küche. Auf dem weiten Weg dorthin muss ich oft verschnaufen. Ich gehe in die Hocke und warte, bis die Luft wieder ausreicht. Dann aber kann ich ganz alleine in der Küche stehen und mich umschauen, ohne dass mich jemand hingetragen hat.

So erobere ich mir langsam die Welt.

April 1961

Ich stehe im Garten von Oma Lilo und Opa Paul, Papas Eltern. Papa hat mich die große Treppe hinunter getragen. Heute ist richtig was los. Tante Monika ist mit ihren Kindern Rainer und Evelyn gekommen. Papa sagt, sie wohnen jetzt bei Oma. Er freut sich darüber, denn Tante Monika ist seine Schwester.

Die beiden Kinder nehmen mich auch gleich an die Hand und zeigen mir den Garten. Da gibt es so viel zu entdecken! Schnecken, Gänseblümchen, Käfer – Rainer will gleich mit mir „auf den Bunker" klettern, einen wild zugewucherten Hügel. Das ist mir aber noch zu schwierig. So weit kann ich nicht laufen und schon gar nicht hochklettern. Papa sagt, Rainer ist schon fünf Jahre alt. Ich bewundere ihn sehr. Aber für heute untersuche ich lieber mit meiner Cousine Evelyn den Gartenschlauch.

Sommer 1961

Ich muss häufig im Bett liegen. Meine Kraft reicht nicht zum Laufen, manchmal nicht einmal zum Sitzen. Immer wieder werde ich auch ins Krankenhaus gefahren, oft mit Blaulicht und Sirene. Dort liege ich in einem weißen Gitterbett unter einer großen Haube. Andere Menschen sind dort nicht zu sehen.

Auch Dr. Bergmann besucht mich oft und schreibt Medikamente für mich auf einen kleinen Zettel. Mama holt dann Geld aus einer schwarzen Schatulle in ihrem Kleiderschrank, damit Papa sie in der Apotheke kaufen kann. Eines Tages wird sie wütend. Sie knallt die Küchentür zu.

„Eva, Eva! Immer geht es nur um Eva! Und wo bleibe ich?"

Seit einer zweiten Fehlgeburt zog sie sich zunehmend zurück. Sie hatte keine Geduld mehr mit mir, wurde launischer. Tagelang saß sie an der Nähmaschine, nähte Deckchen, Gardinen und Kleider. Immer öfter beschwerte sie sich darüber, dass niemand „mich nimmt".

Das stimmte eigentlich nicht. Wenn mein Vater von der Arbeit nach Hause kam, spielte er jeden Abend ein bis zwei Stunden mit mir. Oma Gerda und Opa Erich kamen jedes Wochenende. Auch sie beschäftigten sich gerne mit mir. Ich durfte auch zu Oma Lilo kommen. Jetzt, wo Tante Monika mit Rainer und Evelyn dort wohnte, kam es auf ein Kind mehr oder weniger nicht an. Aber meine Mutter wollte das nicht. Sie meinte, die Großeltern würden die Kinder toben lassen und nicht gut genug auf mich aufpassen. Sie hatte Angst, dass mich das überfordern könnte.

Mein Vater begann, nach einer Lösung zu suchen. Nach einigen Gesprächen mit meinen Ärzten erhielt er eine ärztliche Bescheinigung[11]:

11 Bescheinigung der Städtischen Krankenanstalten Mannheim vom 7. September 1961

„... Wir halten es auch für ratsam, dem Kinde eine Pflegeperson zur Seite zu geben, da es häufig getragen werden muß und seine körperliche Leistungsfähigkeit sehr stark eingeschränkt ist. ...“

Damit bekam er die nötigen Mittel für ein Kindermädchen bewilligt.

Bald hatten meine Eltern eine junge Frau aus einer pfälzischen Winzerfamilie eingestellt. Sie fuhr jeden Tag den weiten Weg von ihrem Dorf zu uns in die Stadt mit der Straßenbahn.

Jeden Tag kommt nun eine fremde Frau zu uns nach Hause. Sie heißt Marlies. Sie nimmt mich auf den Schoß, singt und spielt mit mir. Ich bin verwirrt. Das Ganze gefällt mir nicht.

Manchmal hilft Marlies auch Mama. Dann steht sie in der Küche und schält Kartoffeln. Oder sie macht die Betten.

Wo ist überhaupt Mama? Ich weine, laufe in die Küche. Aber Mama ist nicht in der Küche. Ich suche sie in der ganzen Wohnung. Wenn die Wege nur nicht so weit wären! Alles ist anstrengend. Immer wieder gehe ich in die Hocke und ringe um Luft. Schließlich nimmt mich Marlies auf den Arm und geht mit mir ins Wohnzimmer. Dort sitzt Mama an der Nähmaschine und näht ein Puppenkleidchen. Kurz sieht sie von ihrer Arbeit auf.

„Geh nur wieder spielen“, sagt sie zu mir. „Marlies ist doch da.“

Januar 1962

Marlies ist immer noch da. Sie packt mit Mama große Kisten. Wenn ich nicht im Bett liege, sitze ich daneben und schaue zu. Helfen darf ich nicht. Ich kann ohnehin kaum laufen. Die Atemnot ist zu groß.

„Wir ziehen um," hat Mama mir erklärt. Für das neue Haus näht sie viele Gardinen.

„Opa Paul arbeitet nicht mehr. Das Haus gehört der Firma. Deswegen muss er ausziehen. Und wir ziehen dort ein."

Papa arbeitet bei der gleichen Firma. Das weiß ich schon. Ich frage gleich nach Rainer und Evelyn.

„Sie ziehen alle zusammen in ein anderes Haus. Das ist nicht weit weg."

Oh, wir ziehen in das Haus von Oma Lilo und Opa Paul! Dort kenne ich mich aus. Es gibt einen Sandkasten und einen Gartenschlauch. Ich freue mich sehr.

März 1962

Und nun sitze ich in unserem neuen Haus in der Badewanne.

„Morgen hat Opa Erich Geburtstag. Wir machen heute ein richtig feines Mädchen aus dir", hat Mama beschlossen.

Ich ahne Schlimmes. Das klingt nach Haare waschen.

Da kommt sie auch schon mit der Handbrause. Ich rutsche unruhig durch die Wanne, klammere mich an Mamas Arm. Es spritzt. Ich habe Angst. Wenn ich doch nur dem Wasserstrahl entgehen könnte! Sobald Wasser in mein Gesicht läuft, bekomme ich keine Luft mehr.

Mama wird ungeduldig.

„Schrei nicht so laut, die Nachbarn denken ja, ich tu dir was an."

Aber ich kämpfe. Alles, nur kein Wasser im Gesicht!

Mama ändert die Taktik. Sie streicht mir zart über den Kopf.

„Pssst! Keine Angst! Ich bin ganz vorsichtig."

Mit weit geöffneten Augen versuche ich still zu halten.

„Du machst schön den Kopf nach hinten, ich halt dich fest und pass auf, dass dir kein Wasser ins Gesicht läuft."

Ich spüre das warme Wasser auf meinem Kopf. Mama passt tatsächlich auf. Das Wasser läuft nach hinten in die Badewanne. Ich entspanne mich etwas und lege mich auf Mamas linken Arm. Dann schäumt sie meine Haare mit Kindershampoo ein. Es riecht gut.

„Schön machst du das. Schau, wenn du still hältst, passiert dir nichts."

Nun muss nur noch ausgespült werden. Es gelingt. Kein Tropfen Wasser ist in mein Gesicht gelaufen. Ich habe mich beruhigt. Jetzt darf ich noch ein bisschen plantschen.

Mamas Rock ist nass geworden. Sie geht sich umziehen und murmelt etwas von „Marlies" und „Bad putzen". Auch von dieser Aktion sind meine Lippen wieder merklich blau geworden.

Seit Weihnachten laufe ich auffallend weniger. Ich bin kurzatmig, auch Finger und Zehen werden immer wieder blau. Ich liege fast nur noch im Bett. Wenn es mir gut geht, kann ich ein wenig bei den Erwachsenen sitzen. Nachmittags fährt Marlies mich im Kinderwagen spazieren. Ich esse kaum etwas, spiele nicht, entwickle mich nicht mehr. Immer wieder werde ich ins Klinikum nach Mannheim gebracht. Dort liege ich im Sauerstoffzelt, bis es mir wieder etwas besser geht.

In Absprache mit Professor Zenker in München hatten die Ärzte meinen Eltern eine Entlastungsoperation vorgeschlagen. Wenn die Blausucht zu groß würde, könne man eine „Blalocksche Anastomose"[12] legen.

Damit sollte dann die Zeit bis zur endgültigen Operation besser zu bewältigen sein. Dieser Entlastungsoperation stimmten meine Eltern zu. Mein Vater vereinbarte daraufhin einen Termin im Dr. von Haunerschen Kinderspital in München.

---

12 Ein operativ angelegter Umgehungskreislauf speist einen Teil des ungenügend mit Sauerstoff versorgten Blutes wieder in den Lungenkreislauf ein und verbessert dadurch die Symptomatik.

Mai 1962

Ich bin jetzt drei Jahre alt.

Ich sitze auf dem Untersuchungstisch des Labors im Dr. von Haunerschen Kinderspital in München. Stofftiere in allen Farben hängen von der Decke herunter. Sie fesseln meine Aufmerksamkeit. Ich bekomme einen „Fingerpiek". Dafür packt die Krankenschwester ein kleines Messerchen aus, quetscht meine Fingerkuppe zusammen und sticht zu. Das tut sehr weh. Ich schlucke meine Tränen aber tapfer hinunter, denn gleich wird es interessant. Ein großer dunkelroter Blutstropfen quillt aus meinem Finger. Die Schwester hält ein sehr dünnes, langes Glasröhrchen daran, das Blut wird hinein gesaugt. Spannend, wie solch ein dicker Tropfen in dieses dünne Röhrchen passt. Nun bekomme ich ein Pflaster. Das Röhrchen mit meinem Blut wird zu den anderen in einen Ständer gestellt.

Dann bringt sie mich mit einer fahrbaren Trage „ins EKG". Dort legt mich eine andere Krankenschwester auf eine Untersuchungsliege. Ich fröstele. Sie bringt große rote Gummistöpsel mit einer glasigen Schmiere auf meinem Brustkorb an, ebenso an Hand- und Fußgelenken. Sie sind ziemlich kalt.

„Jetzt darfst du dich nicht bewegen," ermahnt sie mich.

Das ist so schwer. Gerade jetzt juckt es am linken Bein, eine Haarsträhne fällt mir ins Auge und die Nase kitzelt fürchterlich. Niemand hat gesagt, wie lange ich stillhalten muss. Im Hintergrund brummt eine Maschine. Wenigstens tut es nicht weh.

Schließlich hat die Maschine einen langen Zettel mit einer dünnen gezackten Linie ausgespuckt. Die Gummistöpsel werden wieder entfernt. Wo sie befestigt waren, zeigt sich ein kleiner roter Kreis auf meiner Haut. Die Schwester wischt die Schmiere mit einem Lappen ab und bringt mir eine warme Decke. Ein Arzt kommt und schaut sich den Zettel an. Er trägt einen weißen Kittel und eine dicke Brille. Ich verstecke mich unter der Decke.

Habe ich mich wirklich nicht bewegt? Und hat die Maschine das auch nicht aufgeschrieben? Werden sie mit mir schimpfen?

28. Mai 1962

Wieder liege ich in einem kleinen weißen Bett. Die Bettgitter sind hochgezogen.

Das helle Neonlicht kitzelt mich ganz hinten in der Nase. Ich blinzele. Orientierungslos treibe ich in einem tiefen Wasserbecken weit unter der Oberfläche. Um mich herum wirkt alles undeutlich, abgedämpft. Nach außen gibt es keine Verbindung. Der Raum dehnt sich, irgendwo ganz weit weg scheinen Personen zu stehen. Sie sind für mich unerreichbar.

Bin ich auf der Intensivstation? Vielleicht wieder unter dem Sauerstoffzelt?

Dr. Bühlmeyer ist gekommen. Seinen besorgten Blick nehme ich nicht wahr. Morgen soll ich operiert werden.

29. Mai 1962

Die Operateure legten eine künstliche Verbindung zwischen dem Körper- und dem Lungenkreislauf. Sie sollte die Durchblutung der Lunge verbessern. Davon erhofften sie sich eine bessere Sauerstoffsättigung im Blut.

Nach dem Eingriff erwache ich mit Schläuchen und schwarzen Fäden im Körper, alles tut weh. Jemand erklärt mir, dass ich operiert worden bin. Was das wohl ist?

Wenige Tage danach besprach mein Vater das Operationsergebnis mit den Ärzten. Auch Professor Zenker nahm daran teil. Zunächst war ich deutlich rosiger geworden und konnte besser atmen. Leider hielt der Erfolg nur kurz an. Vermutlich hatte sich die künstlich geschaffene Verbindung schnell wieder geschlossen. Was nun? Sollte ich erneut operiert werden? Schließlich entschied man sich dagegen. Vielleicht konnte ich doch über die nächsten 1½ Jahre gebracht und dann gleich endgültig operiert werde.

Mein Vater musste diesen Entschluss alleine fällen, denn meine Mutter nahm nicht an den Gesprächen teil. Sie konnte die Ungewissheit nicht ertragen, Entscheidungen fielen ihr schwer. Sie ging währenddessen ins Museum.

Ein paar Tage später geht es mir wieder besser. Wenn ich will, darf ich aufstehen. Auf jeden Fall will ich nie wieder operiert werden. Ich finde es scheußlich.

Zur Besuchszeit sitzen Mama und Papa an meinem Bett. Da erscheint eine kleine, gedrungene Gestalt zwischen den Kinderbetten mit den hochgezogenen Gittern und schaut sich gründlich um.

„Guten Abend, ihr Lieben."

Unter der weißen Tracht ihres Schwesternordens schauen ein paar abgetragene schwarze Schnürschuhe hervor. Schwester Antonia hinkt, was ihren energischen Gang jedoch nicht behindert. Aufmerksam begrüßt sie jedes einzelne Kind.

„Na, wie geht's denn der Eva-Maria heute?"

Die intelligenten blauen Augen suchen meinen Blick. Sie fühlt den Puls und nickt mir freundlich zu. Ich mag die alte Schwester gerne, auch wenn sie nie meinen richtigen Namen sagt. Als sie das Zimmer verlässt, schlüpfe ich aus dem Bett. Ich habe eine Idee. Ich krümme meine Wirbelsäule nach links und hinke zur Tür.

„Jo mei", begrüße ich alle. „I bring euch jetzat des Abendbrot."

Alle lachen. Mama nimmt mich auf den Schoß und drückt mich.

„So eine gute Schauspielerin!"

Warum hat sie dann Tränen in den Augen?

Juli 1962

Neuerdings darf ich bei Papa auf seinem Fahrrad mitfahren. Er hat einen Kindersitz für mich gekauft und – nachdem ich mir immer wieder die Füße in den Speichen eingeklemmt habe – auch ein paar Fußstützen. Jetzt im Sommer brennt die Sonne warm auf meiner Haut. Der Fahrtwind zaust meine Haare. Wir fahren zusammen durch Weizenfelder mit roten Blumen und singen. Papa erfindet immer wieder neue Lieder. Er sagt, die Blumen heißen Klatschmohn. Ob sie auch klatschen können? Das beobachte ich genau. Ich erwische sie allerdings nie dabei.

Fast jeden Tag fahren wir zum Badesee. Mama hat mir einen aufblasbaren Schwimmring gekauft. Er sieht aus wie eine Ente mit einem großen Hals. Daran kann ich mich im Wasser festhalten. Papa spielt und plantscht mit mir. Das Wasser glitzert in der Sommersonne. Er passt gut auf, dass mein Kopf nicht nass wird. Davor habe ich immer noch große Angst.

Nur einmal rutsche ich doch durch den Schwimmring und gehe unter. Papa packt mich schnell und zieht mich hoch. Das kenne ich schon: ich bin unter Wasser, alle anderen sind weit weg. Aber diesmal scheint etwas anders zu sein. Papa guckt besorgt und will wissen, ob alles in Ordnung ist. Ich habe Wasser geschluckt und muss husten. Die Aufregung verstehe ich nicht. Das hatte ich doch schon oft. Und immer ging es irgendwie wieder weg.

Mama begleitet uns fast nie zum Badesee. Papa sagt, sie sei seit dem Krieg nicht mehr Fahrrad gefahren. Sie besitzt gar keins. Aber wenn Papa und ich vom Baden heimkommen, hat sie immer etwas Leckeres zu Essen gerichtet. Ich mag besonders gerne Grießbrei mit Erdbeeren.

Am liebsten würde ich jeden Tag im Wasser spielen. Mama sagt, ich sei eine „kleine Wasserratte" geworden. Wenn Papa mich nicht zum See mitnimmt, spiele ich auf unserem Balkon. Marlies hilft mir, die Blumen zu gießen oder meine Puppen in einer kleinen Puppenbadewanne zu baden. Selbst Haare waschen finde ich nicht mehr ganz so schlimm.

Oktober 1962

Mama achtet auf Ordnung. Den Tagesablauf hat sie genau vorgegeben.

Bis zum Frühstück muss ich mich in meinem Bett im Kinderzimmer beschäftigen. Das kann ich gut. Ich singe und erzähle mit meinen Stofftieren, bis Mama mich aus dem Bett holt. Papa ist dann meistens schon bei der Arbeit. Seit wir im Haus der Firma wohnen, braucht er mit dem Fahrrad nur fünf Minuten für den Weg zur Arbeit. Auf einem Foto habe ich gesehen, dass er dort einen weißen Kittel trägt. Das wundert mich nicht. Fast alle Menschen, mit denen ich zu tun habe, tragen weiße Kittel bei der Arbeit. Ich weiß, dass Papa Chemiker ist. Er forscht in einem Labor an Farben.

Nach dem Waschen und Zähneputzen hat Mama mein Frühstück vorbereitet. Nicht immer hat sie gute Laune. Oft ist sie ungeduldig. Es geht ihr nicht schnell genug. Danach gehe ich nochmal ins Bett, diesmal im Spielzimmer neben der Küche. Auch hier haben Mama und Papa ein Kinderbett für mich aufgebaut. So kann ich auch in ihrer Nähe sein, wenn ich im Bett liegen muss. Es steht links neben dem großen Doppelfenster zur Straße. Die beiden Fensterflügel sind von oben bis unten mit zwei Reihen von Vorhängen verschlossen. Ich bin noch zu klein, um aus dem Fenster hinauszusehen oder es gar zu öffnen. Nur die Tür zur Küche steht immer offen. Dort kann ich Mama mit den Töpfen klappern hören.

Papa hat einen kleinen Schallplattenspieler aufgestellt. Mama legt Märchenschallplatten für mich auf. Ich kenne schon einige auswendig. Papa hat auch einen kleinen Spieltisch für mein Bett gebaut. Manchmal beschäftige ich mich alleine, ein anderes Mal spielt Marlies mit mir. Wir stecken Blumenmuster mit großen bunten Glassteckern oder bauen Häuser aus Legosteinen. Besonders gerne mag ich die roten Fenster mit den Doppelflügeln. Nur leider kann ich sie auch im Legohaus nicht aufmachen.

Wenn es mir gut geht, darf ich vor dem Mittagessen noch für eine Stunde aufstehen. Dann sitze ich in der rechten Zimmerecke. Dort haben Mama und Papa meine Puppen und andere Spielsachen aufgebaut. Manchmal bringt Mama mir einen Topf mit Schokoladenpudding zum Ausschlecken.

Pünktlich um zwölf Uhr mittags „bläst es". Das ist ein Signal der Firma für die Mittagspause. Dann kommt Papa zum Mittagessen.

Immer wieder bringt er große blaue Flaschen aus der Firma mit nach Hause. Daran befestigt er einen Schlauch und eine Atemmaske. Dann dreht er an einem goldenen Rädchen, es zischt und ich muss daraus einatmen. Papa nennt es Sauerstoff. Das ist ein bisschen komisch, aber nicht schlimm. Auch nicht sauer. Manchmal erzählt Mama von einem Brüderchen. Ob ich auch mal eins bekomme? Ich würde mich freuen. Anscheinend bringt Papa schon einen Vorrat an blauen Flaschen mit. Damit später auch mein Brüderchen Sauerstoff atmen kann. Denn das tun doch alle Kinder.

Am Nachmittag fährt Marlies mich im Kinderwagen spazieren. Bei schlechtem Wetter spielen wir zusammen zuhause oder sitzen mit Mama im Spielzimmer an dem großen rechteckigen Tisch mit den vier Stühlen und basteln. Andere Kinder besuchen uns selten.

Wenn Papa abends nach Hause kommt, wird es spannend. Er geht mit mir auf Entdeckungstour. Besonders gerne begleite ich ihn in den Kohlenkeller. Dort schaue ich zu, wie er im Ofen Feuer macht. Hinterher ist er selbst so schwarz wie die Kohlen. Mama schickt ihn dann in die Badewanne. Oder wir sammeln zusammen Zweige im Garten und machen ein Herbstfeuer. Papa erzählt dabei manchmal von seiner Zeit in Russland im Wald. Er findet es sehr wichtig, dass man Feuer machen kann. Das gelingt mir aber leider noch nicht.

Mama richtet in dieser Zeit das Abendessen. Danach gehe ich schlafen. Treppe laufen kann ich nicht. Deshalb trägt Papa mich in den ersten Stock. Dann übernimmt Mama. Sie spricht mit mir zusammen das Abendgebet und singt mir ein oder zwei Kinderlieder vor. Manchmal darf ich mir auch eins wünschen. Zum Schluss schlägt sie die Decke fest um die Matratze. Ich halte still. Wie schön ist es, die raue kühle Decke so fest auf der Haut zu spüren! Dann aber möchte ich strampeln und mich bewegen. Ob Mama auch nicht böse ist, wenn ich die Decke dafür ein bisschen lockere?

Innerhalb dieser geregelten Abläufe sorgt Papa immer mal für Abwechslung. Eines Tages ist Mama zum Friseur gegangen. Ich bin mit ihm alleine zuhause. Nach dem Essen stellt er mich auf einen großen Stuhl am Spülbecken.

„Heute bist du mal die Mama und spülst. Ich trockne ab."

Ich bin mächtig stolz. Bei Mama darf ich das nie. Ich mache meine Sache gut, nichts geht kaputt. Jetzt weiß ich, wie Spülen funktioniert. Ich finde es gar nicht so schwierig. Mama staunt, als sie zurückkommt.

Herbst 1962

Ich sitze mitten auf dem großen Tisch im Spielzimmer. Von hier aus kann ich gut hinaus in unseren Vorgarten schauen. Die ersten gelben Blätter der Birke flattern schon nach unten. In den letzten

Wochen musste ich wieder häufig im Bett liegen. Mama hat die große Hängelampe mit den fünf Glühbirnen angeschaltet. Auf Kopf und Schultern kann ich ihre Wärme spüren.

Heute ist ein besonderer Tag. Ich darf endlich aufstehen. Das große dunkle Spielzimmer scheint zu strahlen. Sogar die Staubfäden tanzen fröhlich im Licht. Die Zimmerluft streicht über meine nackte Haut. Fast meine ich, eine sanfte Brise zu spüren. Kissen und Decken, das Krankenhemd der letzten Wochen, die blaue Sauerstoffflasche bleiben in der Ecke – ich bin raus.

„Mama, wann darf ich aufstehen?" Das habe ich sie in den letzten Tagen oft gefragt.

„Wenn du gesund bist."

„Mama, wann bin ich gesund?" Keine Antwort.

„Mama, wann darf ich aufstehen?"

Gestern endlich hat sie mir versprochen: „Morgen früh um zehn Uhr."

Und jetzt ist es soweit. Mama hat mir die Kleider bereit gelegt. Die Baumwollunterwäsche kratzt ein bisschen. Ich bewege mich hin und her. So kann ich das Kratzen an Rücken und Bauch besser spüren. Die Wäsche liegt eng und trocken an der Haut an, genau wie die beigefarbene Kinderstrumpfhose. Jede Bewegung reibt. Das fühlt sich so lebendig an! Langsam rolle ich die Strumpfhose nach oben. Dabei betrachte ich meine Beine. Wenn ich groß bin, will ich Tänzerin werden. Oder Akrobatin im Zirkus. Die haben bestimmt auch solche Beine.

Ich habe große Lust, zu tanzen. Ich klettere vom Tisch und erfinde ein paar Übungen. Auf Bildern habe ich gesehen, wie Tänzerinnen auf einem Bein stehen oder eine Pirouette drehen. Das probiere ich mal aus.

Puh, tanzen ist anstrengend! Ich bin ja völlig außer Puste. Ein wenig muss ich warten, bis ich wieder ruhig atmen kann. Dann ziehe ich mich langsam auf einen Stuhl und von dort wieder auf den Tisch. Ob ich heute noch ein bisschen tanzen darf? Ich beschließe, auf Papa zu warten. Der wird es mir bestimmt zeigen.

Nun kommt der rote Pullover an die Reihe. Er ist weich und kuschelig und riecht nach Mamas Schrank, wo sie die Glitzersachen aufbewahrt. Auch eine Kette mit bunten Glasperlen hat sie mir zum Anziehen hingelegt. Damit kann ich auch glitzern. Ich strecke mich und schüttele meine Haare. Mama hat sie mir gestern frisch gewaschen. Ich finde sie zu kurz. Aber Mama meint, ich mache zu viel Theater beim Haare Waschen. Deshalb erlaubt sie mir keine langen Haare. Schade. Ich möchte doch eine schöne Tänzerin werden. Die haben meistens lange Haare und sind schick frisiert. Wenn ich das doch auch schon könnte!

Nun fehlt nur noch der rot-grün karierte Rock. Er passt gut zum Kuschelpulli.

Das Leben beginnt genau jetzt mit diesen knallbunten Anziehsachen, die die Haut bürsten und die Krankheit vergessen lassen. Ich sitze auf dem Tisch und singe:

„Hänschen klein, ging allein in die weite Welt hinein, Stock und Hut steht ihm gut, ist gar wohlgemut."

Leider holten mich die anderen, kranken Tage schon bald wieder ein. Das Glück hatte nicht lange gedauert.

11. November 1962

Seit dem Morgen liege ich in meinem Kinderbett im Spielzimmer. Noch nicht einmal die Straßenlaterne kann ich richtig sehen, so neblig ist es draußen. Die feuchte Luft macht mir das Atmen schwer. Ich dämmere zwischen Schlafen und Wachen dahin. Papa hat die blaue Flasche aufgedreht und mir die Atemmaske aufgesetzt.

„Ein bisschen Sauerstoff kann nicht schaden", hat er gemeint.

Nebenan sitzt er mit Mama beim Tee. Ich kann ihre leisen Stimmen hören.

Plötzlich kommt Papa mit großen, schnellen Schritten herein gelaufen.

„Die Kinder sind da!“

Er knipst das Licht an, wickelt mich in eine Decke und nimmt mich auf den Arm. Dann öffnet er das Fenster.

Ich reibe mir die Augen. Welche Kinder?

„Da draußen stehen sie und singen.“

Draußen ist es dunkel. Nach einer Weile kann ich die Kinder hören und nach einer weiteren Weile auch sehen.

„Laterne, Laterne“ singen sie mit ihren dünnen Stimmchen.

„Sonne, Mond und Sterne ... “

Jedes Kind trägt einen Lampion. Ein buntes Meer aus Lichtern hat sich auf der Straße vor unserem Wohnzimmer ausgebreitet.

„Das ist aber sehr lieb von der Frau Armbruster.“ Papa strahlt.

Frau Armbruster kenne ich. Sie wohnt im Haus an der Ecke, hat graue Haare und fährt manchmal mit dem Fahrrad vorbei. Papa erklärt mir später, dass sie jedes Jahr am Martinstag alle Kinder des Viertels zum Umzug versammelt.

„Schau mal, sie machen einen Laternenumzug und jetzt stehen sie hier und singen ein Lied extra für dich. Weil du nicht mitgehen kannst.“ Er winkt ihnen zu und bedankt sich überschwänglich.

Ich verstehe gar nichts. Was ist ein Laternenumzug? Und warum kann ich nicht mitgehen?

6. Dezember 1962

Heute kommt der Nikolaus. Da bin ich aber mal gespannt.

Mama hat die Familie und einige Nachbarn eingeladen. Mit Marlies hat sie gestern für jedes Kind ein Hexenhäuschen gebacken. Und nun sitzt der Nikolaus auf dem Wohnzimmersessel. Er trägt eine rote Mütze und einen langen roten Mantel. Er hat auch ein dickes Buch mitgebracht. Umständlich holt er seine

Brille heraus. Jedes Kind muss einzeln vortreten. Dann liest der Nikolaus aus dem dicken Buch vor, wie es sich im letzten Jahr verhalten hat. Was er alles weiß!

Ich betrachte ihn genau. So ganz geheuer ist er mir nicht. Ob ich ihm vertrauen kann?

„Eva, wo ist denn dein Kinderbäuchlein? Du hast ja gar keins."

Oje, sogar das weiß er! Ich muss versprechen, fortan mehr zu essen.

Dann ist es geschafft, ich bekomme meine Süßigkeiten und darf mich zu den anderen Kindern setzen. Aber eine Frage habe ich dann doch noch:

„Mama, warum hat der Nikolaus dem Papa seine Handschuhe an?"

Eines Nachmittags in der Weihnachtszeit haben unsere Nachbarn alle Kinder des Viertels eingeladen. Marlies hat auch mich hinüber getragen und nun sitze ich dort auf ihrem Schoß.

Familie Meyerbaum hat eine große Weihnachtskrippe aufgebaut. Eine richtige Landschaft breitet sich vor uns aus. Sie füllt das halbe Zimmer aus. Viele Holzfiguren sind zu sehen, in der Mitte ein Stall mit einem hellen Stern auf dem Dach. Am Rand liegen Wurzeln und Zweige. Eines der älteren Mädchen darf die gelben Kerzen anzünden. Es riecht nach Bienenwachs. Wir Kinder sind ganz still geworden.

Frau Meyerbaum erzählt von Ochs und Esel, von den Hirten, von Josef, Maria und dem neugeborenen Kind. Einige Mädchen nicken verständnisvoll. Mit Babys kennen sie sich aus. Fast alle haben kleinere Geschwister. Dann dürfen wir die Figuren in die Hand nehmen und mit ihnen spielen. Annette nimmt Maria, Ursula einen Hirten.

„Komm doch rein", sagt Annette. „Willst du mal mein Baby sehen?"

Da schaltet sich Regina ein. Sie nimmt den Josef:

„Aber nur, wenn er Geschenke dabei hat."

Ursula traut sich nicht. Sie versteckt den Hirten in ihrer Hand.

„Hab kein Geschenk", murmelt sie.

Ich kann den Blick nicht losreißen. Bei uns zuhause sind die Kerzen rot. Es riecht auch ganz anders. Und ein Baby gibt es auch nicht.

Besonders spannend finde ich den Engel. Marlies holt ihn für mich. Ich streiche vorsichtig mit dem Zeigefinger über seinen hölzernen Bauch. Ganz glatt fühlt er sich an, ein bisschen ölig. Er duftet nach Zitrone. Mamas Rauschgoldengel ist ganz anders. Sie hat ihn aus Goldfolie gebastelt. Anscheinend geht er leicht kaputt. Ich darf ihn jedenfalls nicht ohne Aufsicht anfassen. Die Falten seines Rocks verknittern schnell. Dann sieht er nicht mehr schön aus und fällt um. Außerdem riecht er staubig.

Die Holzfigur gefällt mir viel besser. Ich betrachte sie genau. Sie hat kleine, stabile Flügel. Können Engel wirklich fliegen? Und woher kommen sie?

Die Kinder reden alle durcheinander. Auch ich habe eine Frage:

„Ist das Christkind auch ein Engel?"

1963

Ein paar Wochen später hat sich die Familie in unserer Diele versammelt. Marlies hat mir die neue rote Strickjacke angezogen. Trotz des Vormittags sind die Lampen eingeschaltet. Ich habe mich auf die unterste Treppenstufe gesetzt. Die große Treppe mit dem roten Teppich führt ins Obergeschoss. Auf jeder Stufe halten goldene Stangen den Läufer fest. Abends trägt mich Papa hier immer hoch.

Aber jetzt gebe ich keinen Ton von mir. Niemand beachtet mich. Oma Gerda ist gekommen. Marlies hantiert in der Küche. Mama und Papa stehen unschlüssig herum. Mama weint, Papa guckt ernst. Die Erwachsenen reden leise und lange. Irgendetwas ist passiert. Ob ich etwas falsch gemacht habe?

Schließlich kommt Bewegung in das Ganze, Mama zieht ihren Mantel an, nimmt einen kleinen Koffer und geht vor die Haustür. Da erinnert sich Papa an mich. Er nimmt mich auf den Arm:

„Mama hat Bauchweh“, erklärt er mir.

„Sie muss ins Krankenhaus. Wahrscheinlich kommt sie morgen wieder.“

Erleichtert gehe ich spielen. Bauchweh ist ja nicht so schlimm.

Erst viele Jahre später erfuhr ich, dass auch wir damals fast ein Baby bekommen hätten. Und dann hätte ich einen kleinen Bruder gehabt.

Einige Zeit danach sitze ich wieder in meiner Puppenecke im Spielzimmer und spiele mit dem roten Arztkoffer. Hier kann ich alles finden, was ich von meinen eigenen Behandlungen kenne. Ich ziehe meine Puppen aus und höre ihnen mit dem kleinen Stethoskop sorgfältig den Brustkorb ab.

Der Jörgl braucht eine Spritze. Das gefällt ihm nicht. „Au, au“, sagt er und guckt mich böse an.

Aber ich lasse mich nicht erweichen. „Das muss jetzt sein. Dann wird alles wieder gut.“

Auch der Bär kommt dran. Nach gründlicher Untersuchung bekommt er ein Pflaster und muss ins Bett.

„Is nich schlimm“, kläre ich ihn auf.

Ich bin ja so froh, dass Papa wieder da ist. Vor ein paar Tagen ist er einfach umgefallen. Er hat bei Oma Lilo und Opa Paul am Tisch gesessen, und plötzlich ist er vom Stuhl gefallen. Opa hat einen Krankenwagen geholt und der hat Papa mitgenommen. So habe ich es jedenfalls verstanden. Dann habe ich noch das Wort „Herzinfarkt“ aufgeschnappt. Was das wohl ist?

Heute sitzen Mama und Papa jedenfalls im Wohnzimmer und trinken Tee. Anscheinend ist alles wieder gut.

Mich beschäftigt auch die Frage nach Gott. Mama betet abends mit mir ein Kindergebet. Papa hält sich da raus. Ich würde gerne mal mit Gott reden. Ich habe nämlich ein paar Fragen an ihn. Aber ich weiß nicht, wie das geht. Und Mama weiß es auch nicht.

Eines Tages nutze ich die Mittagspause. Eigentlich muss ich schlafen. Aber das will ich heute nicht. Ich bin ja auch schon groß. Neulich habe ich mit Papa gestritten.

„Ich bin schon bald vier," habe ich ihm gesagt. „Ich will nicht mehr mittags schlafen."

„Und ich bin schon sechsunddreißig," hat er geantwortet. „Ich schlafe immer noch mittags."

Da ist mir nichts mehr eingefallen.

Aber heute stehe ich heimlich auf. Mama schläft. Papa auch. Die Gelegenheit ist günstig. Auf Mamas Kirchenbildern habe ich gesehen, wie Menschen um einen Altar stehen und beten. Ich will heute selbst einen Altar bauen. Dazu nehme ich fünf runde helle Steine aus meiner Sammlung. Sie sind alle etwa gleich groß. Damit forme ich einen Kreis auf dem Boden meines Kinderzimmers. Dahinein lege ich aus kleinen Stöcken ein Kreuz. Zum Abschluss verziere ich das Ganze noch mit bunten Glassteinen aus meiner Murmeldose. Was fehlt noch? Ja richtig: eine Beleuchtung. Ich hole meine kleine Lampe und knipse sie an. Zum Glück ist das Kabel lang genug.

Dann betrachte ich mein Werk. Ob ein Altar so aussieht? Ob Gott ihn sieht? Und ob es ihm gefällt? Weiß er eigentlich, wenn es mir schlecht geht? Und kann er mir helfen? Vielleicht redet er ja jetzt mal mit mir. Das wünsche ich mir schon lange.

Aber zunächst passiert nichts.

April 1963

Mein Geburtstag rückt näher. Bald werde ich vier Jahre alt. Das weiß ich auch genau. Wie alle Kinder will ich unbedingt groß werden.

Aber gerade heute habe ich alles vergessen. Seit Tagen ich liege nur noch im Bett. Immer wieder kann ich kaum atmen, ringe um Luft. Manchmal bringt der Sauerstoff aus der blauen Flasche etwas Erleichterung.

So kommt es, dass Mama mich eines Nachmittags überrascht. Eine Wolke aus rosa Nebel hat sich auf mich gelegt. Das Zimmer wird größer, alles ist schräg. Mama ist weit weg. Hat sie etwas gesagt? Ist sie überhaupt da?

Da gibt sie mir Medizin.

Nach einer Weile lichtet sich der Nebel. Der Schrank nimmt allmählich wieder Konturen an und steht gerade. Die Sonne scheint ins Kinderzimmer. Auch meine Stofftiere sind alle wieder da. Ja, und Mama ist auch da. Sie sitzt auf einem Stuhl direkt neben meinem Bett, wo sie immer sitzt. Ob sie schon länger da gesessen hat? Sie sagt etwas.

„Weißt du auch, dass du morgen Geburtstag hast?"

Was? Geburtstag? Ich? Wieso? Wann ist morgen? Benommen schüttele ich den Kopf. Was Mama alles weiß!

Auch wenn ich nicht an meinen Geburtstag gedacht habe, wartet schon ein aufregendes Geschenk auf mich. Ich bekomme ein Planschbecken. Es hat einen knallgelben Boden und drei aufblasbare blaue Ringe als Seitenwände.

Zwei Wochen später, an einem schönen warmen Nachmittag, steht es im Garten. Papa hat es aufgeblasen und mit Wasser gefüllt. Mama hat ein paar Gummienten hineingesetzt. Heute geht es mir etwas besser. Annette und Ursula von nebenan sind gekommen, später auch noch Regina. Auch sie haben

Schwimmtiere mitgebracht. Heute dürfen wir nicht selbst ins Wasser. Die Mütter haben beschlossen, dass es dafür noch zu kalt ist.

Und so sitzen wir vier Mädchen um das Planschbecken herum. Wir trinken Brause, plaudern und spritzen uns gegenseitig nass.

Da schleichen sich Philipp und Ralf an. Sie wohnen ein paar Häuser weiter. Ich kenne die beiden kaum. Heute haben sie sich aus Stöcken gefährliche Revolver gebastelt. Sie überfallen uns aus dem Hinterhalt. Regina mimt Indianergeheul. Mit Annette und Ursula stürzt sie sich in den Kampf. Eine Weile wogt das Gefecht hin und her, bis die Jungen schließlich den Rückzug antreten. Aber da haben sie nicht mit Reginas Kampfeslust gerechnet. Gemeinsam mit den beiden anderen Mädchen verfolgt sie die Angreifer durch die Nachbargärten. Das Geschrei wird immer leiser.

Auch ich bin aufgesprungen. Aber das Stechen in meiner linken Seite bremst mich schnell. Wie gerne wäre ich mit gerannt! Nun sitze ich alleine an meinem neuen Planschbecken. Drei halbleere Becher mit Brause stehen auf dem Boden. Die Kinder sind fort.

Mama holt mich ins Haus. Sie setzt mich an den Küchentisch und versucht, mich mit meinen Malsachen zu trösten. Am Abend werden Annette und Ursula von ihrer Mutter geschickt, die Schwimmtiere abholen.

Lange dauert die stabilere Phase nicht. Bald schon sitzen Mama und Papa wieder an meinem Bett im Kinderzimmer. Eigentlich soll ich schon schlafen, aber ich muss erbrechen. Den ganzen Tag geht das schon so. Ich kann einfach nicht aufhören.

„Du glühst", sagt Mama.

Tatsächlich habe ich wohl hohes Fieber. Wieder hüllt der rosa Nebel alles ein. Spät am Abend ist Dr. Bergmann nochmal gekommen.

„Acetonämisches Erbrechen“[13], erklärt er.

Ich bekomme ein Zäpfchen.

Die Erwachsenen machen eine sorgenvolle Miene. Habe ich das Wort „Krankenhaus“ gehört? Nicht schon wieder! Mama räumt etwas im Hintergrund.

Aber Papa ist noch nicht einverstanden. Er holt mich aus dem Bett und nimmt mich auf den Schoß. Dann sieht er mir fest in die Augen.

„Guck mich mal an.“

Ich versuche es tapfer.

„Das Erbrechen ist nicht gut für dich. Dr. Bergmann meint, du musst ins Krankenhaus. Aber eigentlich wollen wir das nicht. Wenn du es schaffst, nicht mehr zu erbrechen, kannst du hier bleiben.“

Ach so ist das! Ich kann etwas tun. Sie wollen mich gar nicht ins Krankenhaus bringen. Das ist eine sehr gute Nachricht. Jetzt habe ich den Zusammenhang verstanden. Ich nicke müde. So erscheint es mir machbar. Nach Papas Anleitung atme ich tief ein und aus. Ich gebe mir richtig viel Mühe – und tatsächlich: es gelingt. Das Erbrechen lässt nach und hört schließlich ganz auf.

Ich darf noch eine Weile auf Papas Schoß sitzen. Er streichelt meinen Rücken.

„Ich bin so stolz auf dich.“

Dann wird der Alarm abgeblasen. Ich muss nicht ins Krankenhaus.

Bei der nachfolgenden Untersuchung in München fand mich Dr. Bühlmeyer stabil genug, um keine zusätzlichen Behandlungen zu veranlassen.[14]

---

13 Heftige Brechanfälle, die bei Kindern bei einem Mangel an Kohlehydraten (Appetitlosigkeit, Nahrungsverweigerung) entstehen. Durch den Verlust von Elektrolyten kann die Symptomatik lebensbedrohlich werden.

14 Arztbrief Dr. Bühlmeyer vom 26. Juli 1963.

„… Bei der Untersuchung fanden wir ein Mädchen mit stark eingeschränkter Bewegungstoleranz, Dyspnoe schon in Ruhe. Nach Angaben der Eltern sei der Zustand seit der Blalock-Operation etwas besser. Noch immer leichtere Anfälle mit Blauwerden und Dyspnoe, keine Bewusstlosigkeit. Hin und wieder benötigt das Kind noch Sauerstoff, besonders bei Wetterumschlag. …“

Die nächste Kontrolluntersuchung wurde nach Ablauf eines Jahres empfohlen.

Sommer und Spätjahr 1963

Einer der warmen Sommertage ist mir in besonderer Erinnerung geblieben.

Ich bin früh aufgewacht. Mama hat mir am Tag davor versprochen, in den Zoo zu fahren. Nach Heidelberg. Annette und Ursula kommen auch mit. Die Sommersonne blinkt durch die Klappläden meines Kinderzimmers. Das wird ein aufregender Tag.

Mama hat nämlich den Führerschein gemacht. Das muss ganz schön schwer sein. Einmal habe ich mich heimlich in Opa Pauls Auto auf den Fahrersitz gesetzt. Ich habe versucht, mit einem Auge nach vorne auf die Straße und mit dem anderen Auge in den Rückspiegel zu sehen. Es hat nicht geklappt. Ich bewundere Mama sehr.

Nach dem Frühstück fahren wir los. Opa Pauls Auto steht schon vor der Tür. Er hat es gestern Abend noch gebracht. Mama packt einen großen Korb mit Essen für alle ein. Auch den Kinderwagen nimmt sie mit. Die Wege im Zoo sind weit. Wenn ich nicht mehr laufen kann, kann sie mich darin schieben.

Auf der Fahrt sitzen wir drei Mädchen hinten. Annette und Ursula machen große Augen. Sie sind noch nie Auto gefahren. Wir schauen aus dem Fenster. Wir knien auf der Rückbank und schauen hinten raus. Wie schnell die Bäume vorbeiflitzen! Die Zeit bis Heidelberg erscheint uns viel zu kurz.

Mama hat mit mir schon oft das Bilderbuch mit den vielen Tieren angeschaut. Ich weiß, was Löwen und Affen sind. Im Zoo sehen wir heute richtige Löwen. So groß habe ich sie mir nicht vorgestellt. Ihre Kraft ist bei jedem Schritt zu spüren. Fast fürchte ich mich ein bisschen. Allerdings riechen sie ziemlich eklig. Wir halten es nicht lange vor ihrem Käfig aus. Das gelingt mit den Affen schon besser. Sie sind lustig. Sie spielen miteinander und necken sich. Auch bei den Vögeln ist was los. Am besten gefallen mir die schwarzweißen Männchen, die so schnell schwimmen können. Mama sagt, sie lieben eiskaltes Wasser. Sie haben einen komischen Namen. Ich kann ihn mir einfach nicht merken.

Mama trägt ihr weißes Sommerkleid mit den blauen Tupfen. Sie hat heute richtig gute Laune. Zum Schluss spendiert sie jedem Kind noch ein Eis. Ich wünsche mir eine Kugel Schokolade. Von diesem schönen Tag zehre ich noch lange.

Erst nach einer Weile fällt mir auf, dass Marlies schon länger nicht mehr gekommen ist. Mama sagt, sie würde heiraten. Ja, und? Warum kann sie dann nicht mehr kommen? Aber eigentlich vermisse ich Marlies nicht. Jetzt spielt Mama wieder mehr mit mir.

Der Herbst beginnt. Es wird kälter. Ich liege wieder häufig im Bett. Dr. Bergmann kommt oft zum Hausbesuch. Wenn es mir schlecht geht, mahnt Mama ihn zur Eile. Aber manchmal kommt er auch einfach so vorbei. Er setzt er sich auf den Stuhl neben meinem Bett und fragt, wie es mir geht. Mama erzählt ihm dann alles. Schließlich nimmt er seinen dunkelblauen Füllfederhalter aus der Jackentasche. Ich sehe zu, wie er ein Rezept schreibt.

„Mama, wie kann man sich so komische Namen merken?"

Dr. Bergmann schmunzelt. „Das lernt man im Studium."

Er sieht mich aufmerksam durch seine schwarz umrandete Brille an.

„Und wenn man die Namen öfter benutzt hat, sind sie nicht mehr so komisch."

Das leuchtet mir nicht ein.

„Es könnte doch auch viel einfacher heißen. So wie ‚Milch' oder ‚Pfefferminze'."

„Das ist aber nicht genau genug", wendet Mama ein.

„Hm." Was ist an ‚Milch' und ‚Pfefferminze' nicht genau?

„Und außerdem hat der Doktor Medizin studiert. Dann sind die Namen nicht mehr so schwierig."

Ich weiß zwar nicht, was „studieren" ist, aber ein paar Namen habe ich auch schon gelernt. Meine Medikamente heißen Digitalis, Strophantin und Adalat, manchmal auch Cedilanid.[15]

Mama sagt, Adalat sei ein Schlafmittel.

Erst in meinem eigenen Medizinstudium fand ich heraus, dass das nicht stimmt. Ob meine Mutter meinte, dass ich die Tabletten mit dieser Erklärung folgsamer schlucke?

Anscheinend ist es normal, Schlafmittel zu nehmen. Mama macht das schließlich auch.

Im Sommer habe ich in unserem Garten nach Medikamenten gesucht. Und ich habe tatsächlich eins gefunden. Auf unserem Rasen wächst nämlich ein Kraut gegen aufgeschlagene Knie. Man hält es an die Wunde, dann heilt sie schneller. Das verrate ich aber vorerst noch nicht. Wer weiß, ob ich nicht eines Tages damit noch berühmt werde. Ich überlege mir schon mal einen komplizierten Namen.

In diesen Wochen kommt ein neues Kindermädchen ins Haus. Sie heißt Frau Kutzer. Sie ist etwas älter als Mama. Ihre Kinder

---

15 Digitalis: Herzglykoside, steigern die Schlagkraft des Herzens, senken die Herzfrequenz
Strophantin: Herzglykosid, bis in die 1980er Jahre Standardmittel bei Herzschwäche
Cedilanid: Herzglykosid
Adalat: Wirkstoff Nifedipin, senkt den Blutdruck

sind schon groß. Mama sagt, sie hat kleine Kinder lieb und möchte gern mal wieder eins auf dem Schoß haben. Sie hat kurze dunkelbraune Locken, genau wie Mama. Sie riecht nach einer besonderen Seife. Meistens trägt sie dunkle Hosen und einen hellen Pullover. Auch der riecht angenehm frisch gewaschen. Sie kommt immer nachmittags. Ich mag sie vom ersten Moment an. „Tante Tutzer" hat so viel Geduld und nie schlechte Laune. Gerne sitze ich auf ihrem Schoß. Dann liest sie mir aus dem Grimmschen Märchenbuch vor, das Tante Monika mir geschenkt hat. Am liebsten höre ich Rapunzel.

Wenn das Wetter schön ist, fährt sie mich mit dem Kinderwagen aus. Einmal entdecke ich an einer Straßenecke ein großes rotes Bild mit einer schön angezogenen Frau. Sie trinkt Brause.

„Das ist Reklame", erklärt Tante Kutzer.

„Was ist Reklame?"

„Die Leute bekommen schöne Bilder gezeigt, damit sie Brause kaufen."

Ach so ist das. Na, Brause schmeckt ja auch lecker. Mir läuft schon das Wasser im Mund zusammen. Tante Kutzer lacht.

Bei diesen Ausfahrten üben wir auch miteinander „K" und „G" sagen. Eines Tages kriege ich es raus. Ich bin sehr stolz. Bestimmt werde ich doch noch groß.

Nur einmal geht Tante Kutzer früher nach Hause. Ich bin krank und schlafe über Mittag sehr lange. Als ich endlich wach werde, ist es schon fast dunkel. Tante Kutzer ist fort. Mama hat sie nach Hause geschickt. Ohne mich zu fragen. Wo sie doch extra wegen mir gekommen ist. Ich kann ihr gar keinen Abschiedskuss mehr geben. Hoffentlich ist sie mir nicht böse.

Draußen wird es immer kälter. Oft hüllt Nebel die Birke vor unserem Haus ein. Die Weihnachtszeit naht.

Wieder einmal bin ich mit Blaulicht und Martinshorn ins Mannheimer Klinikum gebracht worden. Wieder einmal bin ich unter eine Wasseroberfläche abgesunken. Die weißen Stäbe des Gitterbettes verschwimmen vor meinen Augen. Es ist dunkel. Weit hinten kann ich eine große Fensterfront ausmachen und ein paar Lichter, die von draußen herein scheinen. Unmöglich, mich bemerkbar zu machen.

An meinem Brustkorb sind Kabel angebracht, meine Hände hat man an den Gitterstäben festgebunden. Hinter mir piept etwas. Jeder Atemzug ist mühsam. Ich liege unter einem kleinen Zelt. Sauerstoff? Neben mir blubbert es leise, manchmal zischt es auch. Ich liege in einem sehr großen, leeren Raum, kein Mensch in Sicht. Die Nacht ist rabenschwarz.

Plötzlich verändert sich etwas. Fast hätte ich mich aufgesetzt. Draußen vor dem Fenster fliegt ein Licht vorbei. Eine durchsichtige Bewegung, ein heller Schein mit Flügeln, etwas Strahlendes, Freundliches ist gekommen. Ich kann es ganz deutlich sehen. Mein Körper vibriert. Ich bin hellwach. Meine ganze Aufmerksamkeit richte ich auf diese kurze Erscheinung. Sie füllt den Raum vollständig aus. Nur zu mir und nur wegen mir hat sich dieses Wesen auf den Weg gemacht. Es fühlt sich so liebevoll an. Die Nacht ist warm und hell geworden. Meine Seele wirft einen Anker in die Ewigkeit.

Eine Sternschnuppe? Ein Engel? Das Christkind! Ob es mich mitnehmen wird in den Himmel? Da möchte ich gerne sein.

Unendlich getröstet und geborgen schlafe ich schließlich ein. Mein Zustand stabilisiert sich, ich werde wieder nach Hause entlassen.

Kurze Zeit später hat Mama wieder unsere Familie zum Nikolaustag zu uns nach Hause eingeladen. Alle stehen auf dem Balkon, denn von oben schwebt gerade ein großer Korb herunter. Dunkles Flechtwerk, Tannenzweige, rote Glaskugeln und brennende Kerzen lassen ihn festlich aussehen.

„Christkind, noch ein bisschen tiefer“, ruft Mama. Tatsächlich bewegt er sich noch etwas tiefer, bis er auf dem Boden angekommen ist.

„Jetzt ist es gut, Christkind.“

Ich bin sprachlos. Kann Mama mit dem Christkind sprechen? Dasselbe Christkind, das mich im Krankenhaus besucht hat, ist zu uns nach Hause gekommen? Warum kann ich es nicht sehen? Dort war es so deutlich.

Auch Rainer und Evelyn staunen. Mama entfernt die Schnur, an der das „Himmelskörbchen“ hängt und bläst die Kerzen aus. Papa trägt es ins Wohnzimmer. Wir Kinder dürfen den Korb auspacken. Da sind ja lauter Süßigkeiten drin! Jede Sorte dreimal, so dass jedes Kind das Gleiche bekommt. Ob das Christkind das abgezählt hat? Oder der Nikolaus?

Wo ist der eigentlich hinverschwunden? Vorhin noch hat er aus seinem großen Buch vorgelesen. Dann hat er uns Kindern den Tipp gegeben, mal auf den Balkon zu gehen. Und jetzt ist er nicht mehr da. Da bin ich aber enttäuscht. Der Nikolaus wusste nämlich nichts von meinem Versprechen aus dem letzten Jahr. Damals hat er gesagt, ich soll mehr essen. Und ich habe mir solche Mühe gegeben.

Ein besonderer Höhepunkt wartet in der Weihnachtszeit noch auf mich.

Oma Gerda hat nämlich beschlossen, dass ich jetzt ein großes Mädchen bin. Deshalb darf ich mit ihr ins „Weihnachtsmärchen“ gehen. Wie aufregend! Wir gehen richtig ins Theater, wie die Erwachsenen, nur in die Kindervorstellung. In diesem Jahr wird „Schneewittchen“ aufgeführt. Ich freue ich mich sehr darauf. Das Märchen kenne ich. Tante Kutzer hat es mir schon oft vorgelesen. Oma Gerda hat Karten in der ersten Reihe gekauft, damit ich alles gut sehen kann. Mama hat mir ein neues Kleid genäht. Das ziehe ich heute zum ersten Mal an. Dann fährt Opa Erich uns mit dem Auto zum Theater.

Ich schaue mir alles ganz genau an. Überall gibt es roten Teppichboden. Oma muss den Sitz im Theatersaal erst herunterklappen, damit ich mich darauf setzen kann. Dann geht der schwere rote Vorhang auf. Musik spielt. Die Vorstellung beginnt.

Wir sehen Schneewittchen, wie sie im Königspalast spielt und die böse Stiefmutter. Schneewittchen ist wirklich viel schöner als sie, so wie der Zauberspiegel das sagt. Gerade hat der König mitbekommen, dass seine geliebte Tochter Schneewittchen vergiftet worden ist. Er läuft unruhig hin und her. Er rauft sich die Haare. Immer wieder ruft er: „Mein Kind! Mein Kind!“ Ich kann seine Verzweiflung, seine Trauer ganz deutlich spüren. Ich bekomme eine Gänsehaut. Ist das so, wenn ein Kind stirbt? Auch ich werde unruhig und beginne zu zappeln.

„Psst, sitz doch still.“ ermahnt mich Oma. “Das stört doch die anderen.“

Schneewittchen wird in einen gläsernen Sarg gelegt. Sie hat ein langes, weißes Spitzenkleid an und sieht so schön aus. Aber leider ist sie tot. Die sieben Zwerge kommen und holen den Sarg ab. Alle weinen. Da stolpert einer der vier Träger. Der vergiftete Apfelschnitz springt aus Schneewittchens Mund. Es schlägt die Augen auf und steigt aus dem Sarg. Tatsächlich ist es wieder lebendig. Das ist eine Freude! Besonders der König tanzt und hüpft ausgelassen über die Bühne. Ein großes Fest wird gefeiert. Ich atme hörbar aus. Ist das nicht wunderbar? Mein neues Kleid ist verschwitzt und verknittert, meine Frisur habe ich zerrauft.

Oma erzählt hinterher, ich hätte andauernd „gezappelt“. Es ist ihr peinlich. Nächstes Mal will sie eine Loge nehmen.

Wie geht stillsitzen? Wenn es überall zwickt und juckt? Es war doch so furchtbar spannend. Und schön.

Eine Frage hat sich bei mir festgesetzt. Nämlich ... Ist es schlimm, wenn ein Kind stirbt?

Ich will unbedingt wissen, was Papa dazu sagt. Manchmal darf ich ihm in der Mittagspause ein bisschen Theater vorspielen. Schließlich will ich einmal Schauspielerin werden. Hinterher darf ich dann in sein Bett krabbeln und wir schlafen beide ein bisschen.

Ein paar Tage später spiele ich ihm also das Weihnachtsmärchen vor. Endlich bin ich bei der Szene mit dem König angekommen. Schneewittchen ist gestorben. Ich spiele Papa vor, wie verzweifelt der König ist. Auch ich raufe mir die Haare und werfe mich auf den Boden.

„Mein Kind! Mein Kind!“ rufe ich laut.

Mit einem Auge schiele ich zu ihm hinüber. Wie er wohl darauf reagiert? Papa? Papa ist eingeschlafen. Er hat gar nicht zugeschaut. Wie schade! Ich krabble in sein Bett und kitzle ihn ein bisschen. Aber er brummt nur und schläft weiter.

An Weihnachten bekomme ich ein neues Puppenkleid. Das hat Mama genäht. Meine Puppe sieht damit aus wie Schneewittchen. Ehrfürchtig nehme ich sie auf den Arm. Dieses Märchen spiele ich noch oft.

1964

Bald werde ich fünf Jahre alt.

Rosenmontag. Ich habe einen großen roten Hut mit weißen Punkten bekommen. Wie ein Fliegenpilz.

„An Fastnacht verkleidet man sich“, hat Mama mir erklärt.

Ich bin nicht zufrieden. „Ein Fliegenpilz hat aber weiße Beine.“

Das habe ich im Bilderbuch gesehen.

Aber Mama erlaubt keine weiße Strumpfhose. Kleine Mädchen wie ich würden sie viel zu schnell schmutzig machen. Das verstehe ich nicht. Wie soll denn eine Strumpfhose beim Dreirad fahren schmutzig werden? Und außerdem würde ich doch ganz doll aufpassen. Mama lässt sich nicht erweichen. Und so fahre ich mit meinem großen Hut auf der Straße vor Oma Lilos Haus hin und her. Hoffentlich sieht auch jeder, dass ich ein Fliegenpilz bin.

Evelyn hüpft über den Bürgersteig. Sie hat sich das Gesicht mit weißen und roten Streifen bemalt.

„Ich bin eine Indianersquaw", behauptet sie.

Wie sie das sagt: „eine Indianersquaw".

Der Ton versinkt ganz hinten in ihrem Hals. Bestimmt ist das englisch. Evelyn wohnt nämlich manchmal in Afrika. Ich weiß schon, dass dort englisch gesprochen wird. Ob es in Afrika auch echte „Indianersquaws" gibt?

Rainer will die Mädchen erschrecken. Oma Lilo hat ihm ein altes Betttuch geschenkt. Rainer hat eine schwarze Fratze mit großen Zähnen darauf gemalt. Mit Omas Schere hat er dann noch Löcher für die Augen hineingeschnitten. Jetzt tut er so, als sei er ein gefährliches Gespenst.

Heute kann ich auf meinem Dreirad gut mithalten. Nach einer Weile geht es drinnen weiter. Bei Oma Lilo und Opa Paul gibt es eine große Spielzeugkiste, ja ein ganzes Haus zu entdecken. Die Backen glühen, der Atem geht rascher, und die Welt versinkt. Wie ich dieses Gefühl liebe! Niemand bremst mich, niemand stört sich an meinen blauen Lippen. Manchmal muss ich in die Hocke gehen und warten, bis ich wieder Luft bekomme. Aber Rainer und Evelyn laufen nicht weg. Sie spielen einfach weiter. Sie sind hier zu Hause.

Bald nach Fastnacht fahren wir in Urlaub. In die Schweiz. Papa hat eine große Ferienwohnung angemietet. Mama holt die Koffer aus dem Keller. Zwei Wochen wollen wir dort verbringen. Tante Monika, Rainer und Evelyn fahren auch mit. Und Tante Kutzer. Auch Papa will für ein paar Tage kommen.

Ich freue mich sehr darauf. In der Schweiz gibt es Schnee. Und zwar ganz viel. Außerdem ist er weiß und nicht schwarz. Der weiße Schnee ist der richtige Schnee, hat Papa mir erklärt. Schwarzer Schnee ist schmutzig, bei uns zuhause wegen Ruß aus der Fabrik.

Kinder dürfen sich im Schuppen der Ferienwohnung bedienen: es gibt einen Schlitten mit Rückenlehne und „Rutscherle", Kinderski. Rainer und Evelyn wollen Ski fahren. Gleich am ersten Tag geht es los. Zuerst muss Tante Monika helfen. Aber am Abend schaffen sie den kleinen Hügel vor dem Haus schon alleine. Tante Monika sitzt auf einer Bank daneben und schaut in die Abendsonne.

Auf mich wartet der Schlitten mit der Rückenlehne. Ich komme nicht auf die Idee, selbst Ski fahren zu wollen. Andere Kinder können das, ich nicht. Das ist immer so. Es fällt mir nicht auf. Laufen kann ich heute nicht. Das Atmen fällt mir schwer.

„Das ist die Höhe", meint Mama. „Daran gewöhnt man sich."

Dabei betrachtet sie sorgenvoll meine Lippen. Ob sie wieder blau sind?

Sie packt mich in warme Decken ein. Dann zieht sie mich den Hügel hinauf. Jeder Schritt mit ihren neuen Fellschuhen scheint mühsam. Sie geht langsam. Sie schwitzt.

„Du bist aber schwer geworden."

Meine Hände sinken in den Schnee. Vorsichtig schlecke ich daran. Er schmeckt frisch und würzig. Und er knirscht gar nicht zwischen den Zähnen. Dann forme ich Schneebälle. Rainer und Evelyn sind zu weit weg. So bekommt Mama sie ab. Aber sie ist heute nicht für Spaß aufgelegt. Sie schimpft mit mir. Also lasse ich es wieder.

Mama macht sich bald auf den Rückweg. Sie ist müde. Ich auch. Es ist Zeit für den Mittagsschlaf.

Aber halt! Auf dem Weg liegt ein Stock. Ein großer, nasser Stock, ohne Blätter, ohne Ästchen, ein dünner, langer Kerl. Ich habe Mitleid mit ihm. Ob er krank ist? Ich will ihn unbedingt mitnehmen. Am Hauseingang schlägt Mama vor, ihn unter das Schuppendach zu legen. Aber damit bin ich nicht einverstanden. Der arme Wicht muss mit ins Haus. Ich trockne ihn ab und richte ihm ein warmes, weiches Bettchen. Erst dann gehe ich selbst schlafen.

Von jetzt an schaue ich mindestens zweimal am Tag nach ihm. Tante Kutzer hilft mir bei der Fürsorge für meinen Patienten. Er wird warm zugedeckt und bekommt morgens und abends Wasser zu trinken. Leider wird er trotzdem nicht dicker und bekommt auch keine Blüten. Schade. Mama findet „das Getue" übertrieben. Ich weiß gar nicht, warum.

Eines Abends, als ich schon im Bett liege, steht die Tür noch einen Spalt offen. Die Erwachsenen unterhalten sich leise. Ich höre Tante Monikas Stimme heraus.

„Eva hat schon so schön Farbe bekommen."

„Hmm." Das war Mama.

„Es gefällt ihr gut hier. Findest du nicht, dass sie richtig glücklich wirkt?"

„Hmm."

„Kathi, was hast du?"

„Hmm."

„Gefällt es dir hier nicht? Sag schon."

„Warum ... ", Mama schnäuzt sich. „Warum kann sie nicht auch mit den anderen herumtoben? Mit ihnen `Rutscherle´ fahren?"

Dann sagt niemand mehr etwas.

Diese Frage finde ich komisch. Das konnte ich doch noch nie.

Im Mai fand die nächste Untersuchung im Dr. von Haunerschen Kinderspital in München statt.[16]

> *„... Wir fanden ein untergewichtiges, kleines Mädchen mit deutlichen Zeichen der zentralen Zyanose, Uhrglasnägeln, Uhrglaszehennägeln. und angedeuteten Trommelschlegelfingern und Trommelschlegelzehen. .... Wie wir von der chirurgischen Klinik erfuhren, ist ein Operationstermin für den 29. Januar 1965 vorgemerkt. ..."*

16 Arztbrief vom 6. Mai 1964.

Danach sollte ich in die Schule kommen. Wie damals üblich, sprach niemand mit mir über diese Pläne.

Inzwischen ist es Sommer geworden. Wie meistens am Vormittag liege ich im Spielzimmer im Bett. Mama hat die Sauerstoffflasche aufgedreht und mir die Maske auf die Nase gesetzt. Dann ist sie in die Küche gegangen. Papa kommt bald nach Hause. Dann gibt es Mittagessen.

Aber jetzt fliegt die Tür auf, Papa stürmt herein. Er dreht die Flasche zu und nimmt mich auf den Arm.

„Komm schnell! Da draußen fliegt ein Zeppelin." Dann trägt er mich auf den Balkon.

„Da, schau!" Papa zeigt nach oben auf ein riesengroßes graues Ding. Mit einem lauten, monotonen Geräusch schwebt es über dem Garten.

Was ist das? Was macht es da? Das Ding ist mir unheimlich. Ich verstecke mich hinter Papas Schulter. Wie heißt das Ding nochmal? Was gefällt ihm denn daran so gut? Papas Erklärungen kann ich nicht so richtig folgen. Ob das auch wieder mit dem Krieg zu tun hat?

Endlich ist das graue Ding weg. Durch die Häuserzeile nach draußen geflogen. Erleichtert hebe ich den Kopf.

Nun sind Kinderstimmen im Nachbargarten zu hören. Ein paar Mädchen sitzen im Sandkasten und backen Kuchen.

Papa streichelt meinen Rücken. „Willst du ein bisschen mitspielen?"

Ich nicke. Papa trägt mich rüber und setzt mich in den Sandkasten.

„Darf sie ein bisschen bei euch mitspielen?"

Die Kinder nicken.

„Heute haben wir das a gelernt", erzählt Annette gerade. „Das ist gar nicht so schwer."

„Ach, das können wir schon lange! Mit einem geraden Aufstrich und einem runden Abstrich.“ Regina malt mit Daumen und Zeigefinger in die Luft.

„Die Bettina hat‘s nicht kapiert,“ ergänzt Annette.

Karin kichert. „Die Bettina ist dumm“.

„Sie hat aber ´nen neuen Gummitwist“. Annette durfte in der Pause damit hüpfen.

Ich passe gut auf. Was es da alles gibt! Buchstaben und Kinder, die es nicht kapieren – und Gummitwist...

Papa holt mich nach einer halben Stunde wieder ab.

„Wann komme ich in die Schule, Papa?“

„Wenn du sechs Jahre alt bist, mein Kind.“

Da ist er wieder, dieser komische Blick, den die Erwachsenen manchmal haben. Warum guckt Papa so? Ein bisschen lesen kann ich doch schon. Und auch ein bisschen rechnen. Ob es in der Schule auch Sauerstoffflaschen gibt?

Die nächste Untersuchung im Dr. von Haunerschen Kinderspital im Oktober ergab keine Neuigkeiten. Alle waren voller Hoffnung, dass bis zur geplanten Operation im Januar keine wesentliche Verschlechterung mehr eintreten würde.

Aber es passierte doch. Ich wurde häufig blau, konnte mich kaum mehr bewegen, hatte manchmal schon im Liegen Atemnot. Schnell brachten mich meine Eltern wieder nach München. Die Operation sollte vorgezogen werden.

Ich werde operiert

November 1964

Ich liege auf dem Rücksitz von Opa Pauls Auto. „Graues Eselchen", hat Mama es getauft. Ein wenig stimmt das schon. Es kämpft sich die Steigungen der Landstrasse hoch, manchmal bockt es auch. Papa fährt dann an den Rand. Er öffnet die Motorhaube und hantiert darin herum. Nach einer Weile fährt es wieder weiter.

Wir sind auf dem Weg nach München.

Die Ärzte hatten meinen Eltern eingeschärft, dass ich mich nicht aufregen darf. Folglich sagten sie mir nicht, dass ich operiert werden sollte. Sie taten so, als ob alles ganz normal wäre. Schließlich fuhren wir damals oft nach München.

Heute ist es neblig und kalt. Mama hat mir ein Kissen und warme Decken für die Fahrt zurecht gelegt. Sie schauen blass und angestrengt geradeaus. Mama hat Tränen in den Augen. Die wenigen Worte von ihr klingen schrill und unnatürlich. Manchmal spricht sie französisch. Das kenne ich schon: meistens geht es um etwas, das ich nicht wissen soll. Vielleicht um Weihnachtsgeschenke? Papa hat heute schon dreimal den Motor abgewürgt. Das passiert ihm sonst nie. Manchmal nimmt er Mamas Hand und sagt auch etwas auf französisch.

Ich denke mir nichts dabei. Ich kuschle mich ein und schlafe ein bisschen. Mama hat mir erklärt, dass die bayerischen Kirchen „Zwiebeltürme" haben. Auf einer der letzten Fahrten hat sie mir gezeigt, wie sie aussehen. Wenn es mir langweilig wird, schaue ich aus dem Fenster und suche, ob ich einen finde. Dann weiß ich, dass wir schon in Bayern sind. München kann nicht mehr weit sein.

Ich fahre gerne nach München. Vor ein paar Wochen haben Mama und Papa mich auf das Oktoberfest mitgenommen. Papa hat mir erlaubt, an seinem Bier zu trinken. Hinterher hat er mich im Zimmer der Frühstückspension auf der Teppichkante balancieren lassen. Ich habe nicht mehr gerade laufen können. Das war lustig. Sogar Mama hat gelacht.

Plötzlich bremst Papa. Ich setze mich auf. Wir stehen an einer roten Ampel. Da ist ja das Ortsschild. Ich habe etwas Zeit, es zu entziffern. „München" steht darauf. Das kann ich schon lesen. Wir sind da.

Gleich hinter dem Ortsschild muss Papa abbiegen. Denn hier liegt die Pension, wo wir immer übernachten. Aber heute fährt er einfach weiter.

„Da musst du reinfahren, Papa!" Aber Papa hört nicht auf mich.

Ohne Umwege fährt er zur Klinik. Er parkt das Auto direkt vor dem Eingang. Dann öffnet er die hintere Türe, wickelt mich in eine Decke und trägt mich die große Eingangstreppe hoch. Warum hat er es denn so eilig? Die große Uhr zeigt fünf Minuten vor vier Uhr. Zielsicher steuert er mit mir durch die Gänge des Krankenhauses. Anscheinend weiß er genau, wo wir hinwollen. Mama kommt mit einem Koffer nach. Wozu brauchen wir hier den Koffer? Wir schlafen doch in der Pension.

Schließlich werde ich auf einen großen Untersuchungstisch gesetzt. Dr. Bühlmeyer ist auch schon da. Und noch zwei Männer mit weißem Kittel und Krawatte. Und zwei Schwestern.

Sie scheinen auf uns gewartet zu haben. Als erstes bekomme ich einen „Fingerpiek". Es tut weh. Ich will das nicht. Ich wehre mich.

Es nützt nichts.

Mama hält mich fest. „Das muss jetzt sein."

Wie ich diesen Satz hasse!

Dr. Bühlmeyer nickt meinen Eltern zu. „Ich habe mit dem Professor gesprochen. Wir ziehen es vor."

Alle stehen um mich herum. Sie schauen ernst und besorgt. Sie reden lange miteinander. Irgendwas ist anders als sonst. Ich verstehe nichts.

Dann verabschieden sich Mama und Papa. Aber sie machen keine Anstalten, mich mitzunehmen. Ich bekomme einen großen Schreck, klammere mich an Mamas Hals. Ich soll tatsächlich alleine hier bleiben. Unter keinen Umständen kann ich das zulassen. Ich weine. Ich schreie. Ich brülle. Die Luft bleibt mir weg. Ich atme schneller, will Mama erklären, dass das so nicht geht. Da kippt die schrille Neonbeleuchtung in rosa Nebel. Mama und Papa, die Männer im weißen Kittel, die Schwestern sind in weite Ferne gerückt, unerreichbar. Kein Rufen dringt durch. Die Schränke beginnen zu schweben. Jemand hält mir eine Maske vor die Nase. Es zischt.

Als der Nebel sich lichtet, liege ich im Bett in einem Krankenzimmer. Die Gitterstäbe sind hochgezogen. Es riecht nach Desinfektionsmittel. Der Raum ist riesengroß und dunkel. Ich kann kaum etwas sehen. Was befindet sich hinter meinem Bett? Sind noch andere Kinder hier? Rechts neben dem Kopfende steht die Tür einen Spaltbreit offen. Von draußen fällt Licht herein, jemand läuft auf dem Gang hin und her. Ob dieser jemand kommt, wenn ich weine? Oder rufe? Oder schreie? Eine Weile versuche ich, mich bemerkbar zu machen. Aber es klappt nicht. Niemand kommt. Auch im Zimmer tut sich nichts. Ich scheine tatsächlich alleine zu sein.

Da bemerke ich etwas Wuscheliges in meinem Arm. Ich erinnere mich vage, dass Mama mir vorhin noch etwas zugesteckt hat. Das muss ich mir mal genauer ansehen. Es ist eine neue Puppe. Sie ist weich und riecht nach Gummi. In dem schmalen Lichtstreifen, der durch den Türspalt fällt, kann ich einen blonden Lockenkopf, strahlend blaue Augen und lange schwarze Wimpern ausmachen. Wenn ich sie bewege, klimpert sie mit den Augen.

Ein Schlummerle!

Das habe ich mir schon so lange gewünscht. Ich drücke ihm einen feuchten Kuss auf die Nase. Es schmeckt fremd. Aber jetzt wundere ich mich doch. Was ist denn hier los? Ich bekomme einfach so ein Schlummerle? Ohne Weihnachten und ohne Geburtstag? Das muss einen besonderen Grund haben. Aber welchen?

In den nächsten Tagen wurde ich auf die Operation vorbereitet. Mein Vater fuhr wieder nach Hause. Er musste arbeiten. Meine Mutter wohnte im Schwesternwohnheim, damit sie mich immer besuchen konnte. Die Ärzte arbeiteten daran, dass mein Körper stabil genug für den großen Eingriff wurde. Mit mir sprach niemand darüber. Zunächst bekam ich neue Medikamente. Sie verursachten Übelkeit.

Ich muss oft erbrechen, auch wenn ich gar nichts gegessen habe. Die Schwester bringt mir längliche Kapseln zum Schlucken. Sie sind sehr groß. Durch die zweifarbige Hülle sieht man viele kleine Kügelchen. Ich darf sie nicht zerbeißen. Einmal passiert es mir doch. Sofort quillt ein ekliges bitteres Pulver in meinem Mund auf. Es schmeckt fürchterlich. Auch mit viel Tee ist es kaum runter zu kriegen. Nun weiß ich, warum ich auf diese Kapseln nicht beißen soll. Tapfer schlucke ich von nun an jede Größe.

Das kann ich heute, sechzig Jahre danach, immer noch.

Ich erhalte auch viele Spritzen.

Es beginnt damit, dass eine Schwester sich Handschuhe anzieht. Neben ihr liegt auf einem grünen Tuch eine große Glasspritze mit einer Flüssigkeit drin. Mit einem kleinen Hebel befestigt sie eine dicke Nadel am vorderen Ende der Spritze. Dann zieht sie mir die Hose herunter. Aus einer weißen Flasche gibt sie etwas Flüssigkeit auf einen Tupfer. Es riecht streng. Den kalten, nassen Tupfer reibt sie anschließend über meinen Oberschenkel. Dann kneift sie meinen Muskel zusammen, nimmt die Spritze und sticht zu.

„Das muss jetzt sein."

Ich beschwere mich. Ich jammere. Ich weine. Es nützt nichts. Ich werde mich nie daran gewöhnen.

Immer wieder rückt der rosa Nebel alles in die Ferne, manchmal bin ich auch ganz „unter Wasser". Täglich bekomme ich einen „Fingerpiek" verpasst. Kein Protest hilft dagegen. Dann werde ich „ins EKG" gefahren. Dort liege ich auf einer kalten Pritsche. Eine Schwester bringt Gummistöpsel mit einer kalten, glasigen Schmiere auf meiner Brust an. Um Hand- und Fußgelenke wickelt sie eine schwarze Gummimanschette. Damit werden Metallplatten auf meiner Haut befestigt. Auch sie sind kalt. In alle Gummistöpsel und -manschetten steckt sie schließlich lange Kabel. Dann muss ich ganz still liegen bleiben. Immer kitzelt meine Nase. Trotzdem darf ich mich nicht bewegen. Das ist das Schlimmste. Die Maschine surrt und spukt ihren langen Zettel aus. Es dauert ewig. Irgendwann stellt die Schwester aber doch das Gerät ab. Sie entfernt alle Kabel, Stöpsel, Manschetten und die Schmiere von meinem Körper. Hoffentlich habe ich nicht gezappelt. Denn dann beginnt alles nochmal von vorn.

Jeden Tag kommt Dr. Bühlmeyer. Ich mag ihn gerne. Er spricht so lustig. „Bayrisch", nennt Mama das. Er streicht mir über die Haare, ist immer freundlich zu mir. Er telefoniert jeden Tag mit Papa.

Jeden Tag sieht auch die alte Schwester Antonia nach „ihrer Eva-Maria". Damit meint sie mich. Sie bringt mir Tee in einer schlanken Schnabeltasse aus weißem Porzellan. Das gefällt mir gut. Außerdem ist es praktisch. Denn damit kann ich auch im Liegen trinken. Wenn es mal daneben geht, läuft der heiße Tee auf mein Nachthemd. Dann zieht Schwester Antonia mir schnell ein frisches an. Besonders spannend finde ich ihre silberne Pulsuhr. Sie hält sie mit der linken Hand gegen das Deckenlicht und lässt den rosa Sand von der einen Hälfte in die andere rieseln. Gleichzeitig hält sie mit der rechten Hand mein Handgelenk fest. Hinterher weiß sie immer, wie schnell mein Herz schlägt. Wie sie das wohl macht? Sie misst Fieber, bringt Medikamente und füttert mich. Viel Erfolg hat sie damit allerdings nicht. Ich habe nie Hunger.

Jeden Tag in der Besuchszeit kommt Mama. Zwei Stunden darf sie bleiben. Sie sitzt an meinem Bett, hält meine Hand und erzählt mir etwas oder liest mir vor. Auch sie telefoniert jeden Tag mit Papa.

20. November 1964

Der große Tag war gekommen. Heute sollte Professor Zenker die endgültige Korrektur meines Herzfehlers vornehmen.

Gleich am Morgen werde ich in meinem Bett in einen großen Saal geschoben. Neonlampen erleuchten den Raum taghell, alle Menschen sind grün angezogen. Das kommt mir verdächtig vor.

Eine Schwester hält mir eine Atemmaske vor die Nase. „Schnauf mal da rein."

Ich zögere. Soll ich das wirklich tun? Vorsichtshalber vergewissere ich mich:

„Aber nicht operieren."

„Nein, wir operieren dich nicht", versichert die Schwester. „Aber schnauf mal da rein."

Na gut. Ich glaube ihr. Vielleicht ist es Sauerstoff. Hauptsache, sie operieren mich nicht. Denn das habe ich in schlechter Erinnerung.

Das Narkosegas breitet sich in meinem Körper aus. Schnell schlafe ich ein.

Erst als Erwachsene erfuhr ich aus den Arztbriefen, welches Kunstwerk Professor Zenker an mir vollbrachte.

Ich wurde an die Herz-Lungenmaschine angeschlossen. In einer mehrstündigen Operation korrigierte er die verschiedenen Defekte meines Herzens. Er verschloss die defekte Scheidewand, erweiterte die Ausflussbahn in den Lungenkreislauf, entfernte die Verengung der Lungenschlagader. Dann wurde die Maschine abgestellt und überprüft, inwieweit mein Herz die Veränderungen tolerierte.

Das Ergebnis war beeindruckend. Mein Herz übernahm. Schon nach kurzer Zeit wurden annähernd normale Werte gemessen.

Heute stelle ich mir vor, wie erleichtert er selbst und auch das Operationsteam gewesen sein musste.

Erst als Erwachsene stelle ich mir auch vor, welche schlimmen Ängste meine Eltern während meiner Operation ausgestanden haben müssen.

Mein Vater war von zuhause gekommen. Vermutlich saßen sie auf den harten Stühlen vor dem Operationstrakt und warteten. Die Zeit stand still. Immer wieder gingen sie einzeln oder auch Hand in Hand über die Flure. Keiner sprach. Sie wussten, dass es lange dauern würde. Brote und Tee hatten sie mitgebracht. Aber sie konnten nicht essen. Vielleicht versuchte meine Mutter ein Buch zu lesen, mein Vater holte die Zeitung heraus. Auch das ging nicht. Sie sahen aus dem Fenster. Vielleicht dachten sie an die Studentenbälle, die Aufbruchstimmung nach dem Krieg, ihre Verlobung unter der Eisenbahnbrücke. Nach einem ganz normalen Leben hatten sie sich gesehnt. Vielleicht machten sie Urlaubspläne. Für die Zeit nach dieser Ewigkeit. Mein Vater wollte nach Italien. Meine Mutter wollte nach Frankreich. Fast stritten sie noch. Dann fiel ihnen wieder ein, warum sie hier saßen. Sie dachten an mich. Sie dachten an Professor Zenker. Aufs Äußerste angespannt versanken sie im Schweigen. Was sollten sie auch reden? Sie starrten auf die verschlossene Tür mit den Milchglasscheiben. Dahinter entschied sich die Zukunft. Ihre und meine. Jetzt konnten sie nichts mehr tun. Außer Warten. Alles mussten sie in die Hände der Spezialisten legen.

Für alle Fälle hatte meine Mutter Oma Gerda ins Vertrauen gezogen. Falls ich die Operation nicht überleben würde, sollte sie mein Zimmer ausräumen. Noch bevor meine Eltern zurückkämen, sollte sie alle Spielsachen entfernen. Ein Kinderzimmer ohne mich – das konnte meine Mutter sich nicht vorstellen.

Nach vielen Stunden öffnete sich wieder einmal die Tür mit den Milchglasscheiben. Und endlich kamen die Ärzte heraus. Professor Zenker und Dr. Bühlmeyer schüttelten ihnen die Hand. Die erlösenden Worte fielen:

„Wir haben es machen können."

Auf dem Weg zur Wachstation wurde ich auf einer Trage vorbeigefahren. Ich schlief. Aber meine Lippen waren rosig. Der erste Stein rollte von ihrem Herzen. Vielleicht war es auch ein Felsbrocken. Sie wagten wieder zu hoffen.

Als ich wieder wach werde, bin ich nicht mehr in dem großen Raum mit den vielen Neonlampen. Ich liege in einem Gitterbett im Halbdunkel. Um mich herum stehen Schränke und Maschinen. Neben mir eine Arbeitsfläche mit Flaschen und Spritzen. Eine Schwester hantiert im Hintergrund. Sie ist auch grün angezogen. Ich versuche, mich zu bewegen. Es geht nicht. Ich bin festgebunden und habe überall Schläuche im Körper. Was soll das?

„Hey!" Ärgerlich ziehe ich an den Bandagen.

Sofort steht die Schwester neben mir.

„Du musst still liegen. Du bist frisch operiert."

Also doch! Eine heiße Wut kocht in mir hoch. Hat die andere grüne Schwester mir nicht versprochen, dass ich nicht operiert werde? Sie hat mich belogen. Die Wut kocht hoch – und versickert gleich wieder. Ich bin zu schwach für Wut. Ich bin richtig sauer. Ich bin jedoch zu schwach, um richtig sauer zu sein. Ich bin festgebunden, kann mich nicht wehren. Ich bin abgrundtief enttäuscht, den grünen Menschen ausgeliefert, alleine.

Ich versinke im rosa Nebel, dann unter der Wasseroberfläche. Die Neonbeleuchtung kitzelt mich von ferne in der Nase, Menschen scheinen unerreichbar. Es wird dunkel.

Die nächsten Tage verbringe ich auf der Intensivstation. Hier stehen mehrere Gitterbetten nebeneinander. Ganz vorne liegen die frisch Operierten. Die Intensivschwestern haben sie so durch eine breite Türöffnung immer gut im Blick. Durch diese breite Öffnung kann ich auch die Uhr im Schwesternzimmer sehen. Mama hat mir erklärt, wie die Zeiger stehen müssen, wenn es 10 Uhr ist. Denn jeden Morgen um 10 Uhr kommt sie mich besuchen. So lerne ich schnell die Uhr zu lesen. Mama ist immer pünktlich. Ich kann mich darauf verlassen. Leider darf sie nicht lange bleiben. Zunächst eine Stunde am Vormittag, dann zusätzlich eine Stunde am Nachmittag. Den Rest des Tages bin ich alleine. Ich hätte sie gerne länger bei mir gehabt.

Irgendwann werde ich nach rechts in den Raum hinein verschoben. Andere frisch Operierte bekommen den Platz an der Tür. Dadurch kann ich aber die Uhr nicht mehr sehen. Das ist schlimm. Denn jetzt weiß ich nicht mehr, wann Mama kommt.

Die Wunden beginnen zu heilen. Die Schläuche, die in mich hineinführen, sind am Anfang noch mit Blut gefüllt. Inzwischen sind sie leer.

Eine Schwester kommt mit einer großen Schere. Zunächst entfernt sie den Verband. Das Klebepflaster reißt an meiner

Haut. Jetzt sehe ich, was unter dem Verband ist. Ich bin entsetzt. Richtige Löcher haben sie für die beiden Schläuche in mich hinein geschnitten. Jeder Einzelne ist mit einem Faden an meiner Haut festgenäht. So kann er nicht von selbst herausrutschen. Die Schwester schneidet die Fäden sorgfältig ab. Dann sieht sie mir fest in die Augen.

„Einmal tief einatmen," ordnet sie an. „Und dann die Luft anhalten."

Schnell zieht sie den ersten Schlauch heraus.

„Aua!" Ich habe vergessen, die Luft anzuhalten. Das ist ja scheußlich.

„Und nochmal tief einatmen", befiehlt sie mir.

Mit aller Kraft drücke ich ihre Hände von mir weg. Es klappt nicht.

„Luft anhalten!"

Etwas zerreißt meinen Brustkorb. Es tut eklig weh. Ein Sauggeräusch. Das ist der zweite Schlauch.

Ich japse nach Luft. Das kenne ich doch schon. Bei der ersten OP haben sie das auch mit mir gemacht. Genau deswegen wollte ich nicht wieder operiert werden. Wer hat das erlaubt? Mich haben sie jedenfalls nicht gefragt.

„Geschafft!" Die Schwester strahlt mich an.

Ich bekomme ein dickes Pflaster. Sie lobt mich, weil ich so tapfer bin.

Ich will nie wieder tapfer sein.

Nach einigen Tagen geht es mir deutlich besser. Ich werde auf die normale Kinderstation verlegt. Zu Schwester Antonia. Da ist es viel schöner. Ich darf aufstehen. Und auch mein Schlummerle ist wieder da. Mama darf länger kommen. Immer nachmittags zur Besuchszeit.

Einmal muss sie sehr erschrocken sein. Denn als sie die Tür des Krankenzimmers öffnet, liege ich nicht in meinem Bett. Sie findet mich zunächst nicht.

„Wo ist mein Kind?" fragt sie voller Angst.

Schwester Antonia lacht. Dann zeigt sie es ihr. Ich sitze in der Ecke bei den Bauklötzen und spiele mit den anderen Kindern.

Nach zehn Tagen sollen die übrigen Fäden gezogen werden. Wieder kommt eine Schwester mit einer großen Schere und einer großen Pinzette. Ich verstecke mich unter der Bettdecke. Sie spielt mit. Versucht es bei meiner Bettnachbarin. Die läuft johlend davon.

„Kannst es ja mal versuchen. Meine Fäden sind schon raus."

Natürlich findet sie mich am Ende doch. Jeden Faden zieht sie einzeln heraus. Es tut weh. Wieviele sind das eigentlich? Zwanzig? Hundert? Es erscheint mir unendlich. Wieder fallen Sätze wie „Das muss jetzt sein" oder auch „Halt mal still".

Ich will aber nicht.

Die schwarzen Fäden werden in einer silbernen Schale gesammelt. An manchen klebt noch etwas Haut. Sie sehen hässlich aus.

Als am nächsten Tag der Verband gewechselt wird, stellt sich heraus, dass die Schwester einen Faden in der Leiste vergessen hat. O Schreck! Sie muss nochmal ran mit der großen Schere und der großen Pinzette. Ich auch. Das sehe ich überhaupt nicht ein. Ich versuche, mich zu drücken. Aber es gelingt mir nicht. Diesmal geht es gleich zur Sache. Der Faden ist inzwischen schon leicht festgewachsen. Es blutet. Wieder bekomme ich ein großes Pflaster. Ob das immer so weitergeht?

Am Wochenende kommt Papa. Zum ersten Mal nach der Operation darf ich ausgefahren werden. Schwester Antonia packt mich dick ein. Draußen ist es bitterkalt. Seit heute morgen liegt München unter einer dichten Schneedecke. Dr. Bühlmeyer schaut nochmal vorbei.

„Sie darf sich noch nicht anstrengen. Nur eine kurze Runde", schärft er ihm ein.

Papa nickt. Er wickelt mich in eine warme Decke und setzt mich in den Kinderwagen. Dann geht es los. Ich halte mich an den Seitenwänden des Kinderwagens fest. Aufrecht sitzen fällt mir noch schwer. Erwartungsvoll schaue ich nach vorne. Ich darf hier raus! Die kalte, feuchte Luft dringt in meinen Brustkorb und füllt ihn aus. Papa schaut mich prüfend an. Kein rosa Nebel. Es geht. Er schiebt mich durch die grauen Straßen Münchens. Wir plaudern miteinander.

In der Ferne sehen wir Lichter blinken. Oh, da vorne scheint etwas los zu sein! Auch andere Leute wollen dorthin. Sie laufen in die gleiche Richtung. Es riecht nach Weihnachten. Die leise Musik wird deutlicher.

„Na, wo sind wir denn hier hingeraten?" Papa runzelt die Stirn.

„Da müssen wir mal genauer nachschauen." Er schiebt den Kinderwagen etwas schneller.

Wir kommen auf einen großen Platz. Viele Menschen stehen zusammen. Dann sehe ich Buden mit Verkaufsständen. Daneben sitzen Kinder in einem Karussell.

„Oktoberfest!" Wie aufregend!

„Na sowas! Da ist ja der Christkindlmarkt", staunt Papa. „Schau mal, da hinten ist das Riesenrad."

Rein zufällig sind wir hier hingeraten. Ein alter Mann mit langen weißen Haaren steht an einer Drehorgel. Er sieht ein bisschen schmuddelig aus. Neben seinen löchrigen Schuhen hat er seinen Hut auf den Boden gelegt. Darin liegen ein paar Münzen. Solange er die Kurbel dreht, ertönen Weihnachtslieder: „Süßer die Glocken nie klingen, als zu der Weihnachtszeit ...". Das kenne ich schon von meiner Schallplatte zuhause.

Papa hält kurz inne. Dann zwinkert er mir vielversprechend zu.

„Apropos süß ..."

Er fährt mich zur nächsten Bude und kauft mir eine Zuckerwatte. Den langen Stiel halte ich fast ehrfürchtig in der Hand. Nie kaufen Papa und Mama unterwegs Süßigkeiten. Sie sind ihnen zu teuer. Und außerdem gehen davon die Zähne kaputt.

Ich schlecke. Hmmm! Hinterher kleben meine Hände, mein Gesicht und der Kinderwagen. Meinen Papa belohne ich mit leuchtenden Augen. Noch eine Weile bestaunen wir die glitzernde Dekoration in den Buden, hören dem Drehorgelspieler zu, schieben uns durch die Menschenmenge. Das Tingeltangel wird mir schließlich zu anstrengend. Ich bin müde. Papa fährt mich durch die grauen Straßen zurück zur Klinik. Es schneit wieder. Schwester Antonia hat schon auf uns gewartet. Sie zieht mich aus und legt mich ins Bett. Schnell schlafe ich ein. Vielleicht habe ich rote Bäckchen bekommen.

Der „Christkindlmarkt“ hat mir etwas Neues zugeraunt, etwas überaus Wichtiges. Es ist, als darf ich endlich mitmachen. Das Leben gehört mir. Ich darf es entdecken. Jetzt wird alles gut. Papa hat mir geholfen, diese Stimme zu hören. Sie ist noch leise, aber sehr deutlich. Ich glaube, er weiß es. Man wirft ihm hinterher vor, er hätte mich überanstrengt. Vielleicht stimmt das auch. Ihn stören die Vorwürfe aber nicht sonderlich. Wir haben nun ein gemeinsames Geheimnis. Es ist noch ganz neu, sehr verletzlich und unendlich kostbar. Wir dürfen es nicht zu früh verraten.

Er zwinkert mir verschwörerisch zu. „Was können wir dafür, wenn wir plötzlich auf dem Christkindlmarkt sind?“

Eine Pionierleistung der Medizin war meine Operation, eine der ersten dieser Art in Deutschland. Alle Beteiligten waren erleichtert. Ich entwickelte mich gut. Ich begann zu spielen, wurde nicht mehr ohnmächtig. Ein Meilenstein war erreicht.

So kam es, dass meine Eltern mit den Ärzten festlich essen gingen. Das Menu ist überliefert. Diesen Erfolg wollten alle feiern.

Heute stelle ich mir vor, dass an diesem Abend eine fröhliche, gelöste Atmosphäre herrschte. Meine Eltern wollten mit dieser Einladung ihre Dankbarkeit zum Ausdruck bringen. Die neuen medizinischen Möglichkeiten, aber auch der persönliche, mutige und professionelle Einsatz der Ärzte hatte mein Leben gerettet. Mein Vater interessierte sich für die neue Technik der Herz-Lungenmaschine, meine Mutter für die Persönlichkeiten der Ärzte.

Sie ermöglichten eine Lösung, die noch bis vor kurzem völlig unrealistisch schien.

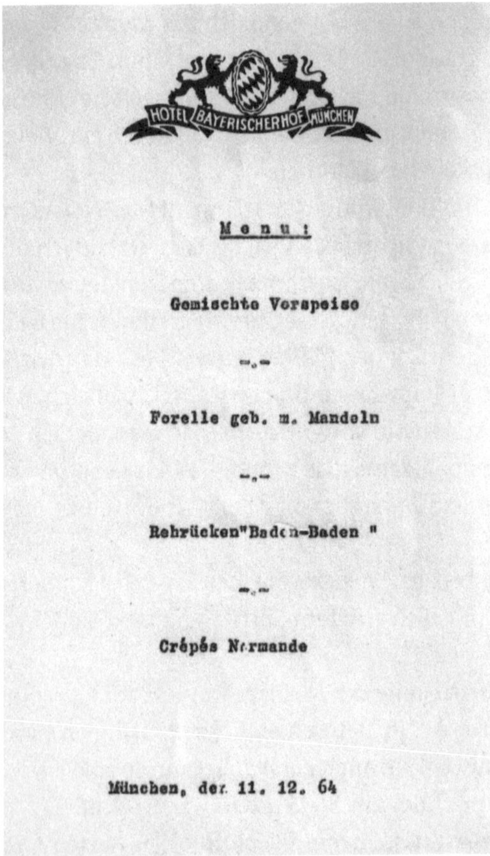

HOTEL BAYERISCHER HOF MÜNCHEN

Menu:

Gemischte Vorspeise

-.-

Forelle geb. m. Mandeln

-.-

Rehrücken"Baden-Baden "

-.-

Crépés Normande

München, den 11. 12. 64

Jahrelanger Druck und Sorge muss nach dieser schwierigen Operation von meinen Eltern abgefallen sein. Vielleicht kam die Entspannung auch noch nicht bei ihnen an. Auch die Ärzte waren vermutlich erleichtert und zufrieden. Sie hatten viel gewagt und gewannen viel. Nicht nur mein Leben retteten sie. Viele weitere Kinder und ihre Familien konnten von diesen Entwicklungen profitieren.

Endlich wagte meine Mutter, an Weihnachten zu denken. Sie erstand auf dem Christkindlmarkt goldene Sterne aus geblasenem Glas mit einem Gestell aus acht spitzen Drähten. Mit ihren dickbauchigen Ornamenten und ihren spitzen Enden hielt ich sie allerdings für eine Neuauflage der vielen Spritzen, die ich bekommen hatte.

Ein paar Tage später zeigt Mama mir voller Stolz den Weihnachtsschmuck, den sie auf dem Christkindlmarkt gekauft hat. Ich bin aber entsetzt. Diese Sterne ängstigen mich. Ich taufe sie „Spritzensterne".

Und dann werde ich tatsächlich aus dem Krankenhaus entlassen. In den Tagen davor werde ich nochmal gründlich untersucht. Abhören, EKG, Fingerpiek ... das ganze Spektrum. Dr. Bühlmeyer kommt. Er sieht sich alle Befunde genau an. Er spricht lange mit Papa und Mama. Dann nickt er.

„Sie kann entlassen werden. Fahren Sie nach Hause und feiern Sie schön!"

Mama strahlt. Sie zeigt ihm ein Päckchen, das ich nicht sehen kann. Ich glaube, es sind die „Spritzensterne".

In meinem Zimmer auf der Kinderstation, wo ich die letzten Wochen verbracht habe, packt Mama meine Sachen in den großen Koffer. Nur das Schlummerle will ich selbst tragen. Zum Abschied drücke ich Schwester Antonia ganz fest.

„Wir kommen bald wieder", verspreche ich ihr.

Aber zu meiner Überraschung schüttelt sie den Kopf. „Du bist doch jetzt gesund."

Ich bin verwirrt. Gesund? Was ist das? Darf ich dann nicht mehr zu Schwester Antonia und Dr. Bühlmeyer?

Opa Paul hat uns wieder das „graue Eselchen" für die Heimfahrt ausgeliehen. Mama hat mir warme Decken und ein Kissen auf der Rückbank gerichtet.

„Wir fahren nach Hause!“ Ihre Stimme vibriert. „Freust du dich?“

Ich bin nicht so sicher. Ich weiß gar nicht mehr, wie es zuhause aussieht.

„Oma Gerda und Opa Erich warten auf dich. Sie kommen dich bestimmt bald besuchen.“

Mamas Augen glänzen. „Und Oma Lilo und Opa Paul auch. Und Tante Monika. Und Rainer und Evelyn. Und Frau Kutzer. Die haben dich alle lieb. Sie freuen sich, dass du nach Hause kommst.“

Die Menschen, die dort auf mich warten, sind so weit weg. Ich weiß nicht mehr, wie ihre Stimmen klingen, wie sie riechen. Ich freue mich auch auf sie alle. Aber sie kommen mir vor wie aus einer fremden Welt.

Wann habe ich sie zuletzt gesehen?

„Deine Püppchen sitzen alle da und warten auf dich“, ergänzt Mama. „Und der Bär.“

„Mhmm.“ Wie sieht die Puppenecke nochmal aus?

Bald bin ich eingeschlafen. Papa fährt langsam und vorsichtig. Als ich wieder aufwache, stehen wir vor unserer Haustür. Ich blinzle verschlafen. Es riecht süßlich nach Chemiefabrik, ein untrügliches Zeichen, dass wir zuhause sind.

Papa trägt mich durch die Diele über den roten Teppich mit den goldenen Stangen nach oben in mein Kinderzimmer. Er schließt die Klappläden. Ach ja, richtig. So ist das hier. Ich erinnere mich. Mama zieht mich aus und legt mich ins Bett. Die frische Bettwäsche kratzt. Sie ist kalt und steif. Das mag ich besonders gerne. Nach einer Weile wird sie warm und weich werden. Dann gehört sie ganz mir. Meine Kuscheltiere hängen brav über dem Bett. Nichts hat sich verändert. Sie haben ja keine Ahnung! Ob ich ihnen erzählen soll, wo ich gewesen bin? Ach, ich bin so müde. Für heute will ich lieber schlafen.

Papa löscht das Licht. Die Tür lässt er einen Spalt breit offen stehen. Es dauert lange, bis die beiden auch ins Bett gehen.

Ich bin gesund – wie geht das?

Dezember 1964

Als ich wach werde, ist Papa schon bei der Arbeit. Mama hilft mir beim Waschen und Zähneputzen. Mein Frühstück steht noch in der Küche auf dem Tisch. Mama und Papa sind schon fertig.

Nun sind wir also wieder zuhause. Es ist mir vertraut und doch so ungewohnt. Ich vermisse Schwester Antonia. Und Dr. Bühlmeyer.

Nach dem Frühstück werfe ich einen vorsichtigen Blick ins Spielzimmer. Meine Puppen sitzen wie immer in der rechten Zimmerecke. Sie sind mir fremdgeworden. Ausdruckslos blicken sie mir entgegen. Mama sagt, sie hätten auf mich gewartet. Aber woher soll ich wissen, ob das stimmt? Ich drücke mein Schlummerle fest an meine Brust. Dann setze ich mich in die Puppenecke. Vorsichtig nehme ich das Mimerle aus dem Puppenwagen. Und den Bär. Ich schnuppere mal an ihnen. Eigentlich riechen sie wie immer. Der Geruch ist aber schwächer geworden, kaum noch wahrnehmbar. Während ich in München im Krankenhaus war, haben sie hier in der Ecke gesessen. Sie wissen gar nicht, dass ich operiert worden bin. Ratlos lege ich sie beiseite, suche den roten Arztkoffer. Ich hänge mir das Stethoskop um den Hals.

Aber Moment mal! Etwas ist anders hier im Zimmer. Ich sehe mich genauer um. Hier fehlt etwas. Die ganze linke Ecke ist leer. Schnell laufe ich zu Mama in die Küche.

„Mein Bett ist weg!“

Sie nimmt meine Hand. „Da müssen wir mal zusammen nachschauen.“

Tatsächlich. Das Bett ist nicht mehr da. Die blaue Flasche ist auch weg.

Mama setzt sich auf einen Stuhl und nimmt mich auf den Schoß. Gemeinsam schauen wir in die leere Ecke.

„Papa hat dein Bett im Spielzimmer abgebaut. Du brauchst es nicht mehr.“

Ich bin verwirrt. Muss ich nicht mehr im Bett liegen?

„Darf ich jetzt immer aufstehen?“

Mama drückt mich fest. „Du bist doch gesund. Dann darfst du auch aufstehen.“

Ich kann es nicht glauben. „Muss ich nur noch abends ins Bett?“

„Vielleicht auch mal zur Mittagspause,“ schmunzelt Mama.

Am Nachmittag klingelt es an unserer Haustür. Tante Kutzer kommt. Sie will „nur mal kurz“ nach mir schauen. Sie nimmt mich in den Arm. Da ist er wieder, dieser feine Seifengeruch. Meine Tante Kutzer! Ich fühle mich sofort wieder wohl bei ihr.

„Ich hab so oft an dich gedacht.“ Sie hat Tränen in den Augen.

Dann schaut sie Mama an. „Was das Kind alles mitgemacht hat! Und Sie auch!“

Schließlich nestelt sie umständlich ein Päckchen aus ihrer großen schwarzen Handtasche.

„Guck mal, ich hab dir was mitgebracht.“

Gespannt öffne ich die rote Schleife und das Geschenkpapier. Zum Vorschein kommt eine große Tafel Schokolade. Sie ist für mich ganz alleine.

„Ich bin ja so froh, dass alles gut gegangen ist!“ Wieder und wieder drückt sie mich. Sie lässt sich das Schlummerle zeigen.

„Hat das Püppchen auch gut auf dich aufgepasst?“

Nach einer Weile verabschiedet sie sich wieder. Vorher verspricht sie mir noch, dass sie nach Weihnachten wieder regelmäßig zu mir kommen wird.

Zwei Tage später ist unsere Wohnung weihnachtlich geschmückt. Tannenzweige verströmen einen würzigen Duft. Sterne aus Goldfolie hängen an den Wänden. Ins Weihnachtszimmer darf ich noch nicht. Da hat nämlich das Christkind zu tun. Morgen ist schließlich Weihnachten.

Oma Gerda und Opa Erich treffen ein. Oma Gerda hat selbst gebackene Plätzchen mitgebracht, „Buttergebäck".

„Fürs Kind. Wenn es jetzt wieder was isst."

Opa Erich läuft unruhig durchs Haus und raucht eine Zigarette nach der anderen. So kenne ich es. Beruhigend gewohnt.

Am Weihnachtstag kommt auch Papas Familie zu uns zu Besuch: Oma Lilo und Opa Paul, Tante Monika, Rainer und Evelyn.

Ich habe mich immer noch nicht daran gewöhnt, dass hier niemand bayrisch spricht. Nur ich. Das habe ich nämlich in München gelernt. Warum gucken dann alle so merkwürdig? Oma Lilo findet es lustig. Sie antwortet mir in Kölner Platt. Aber das verstehe ich nicht. Oma Gerda ermahnt mich. Ich soll endlich mal wieder „normal" reden. Ich sei schließlich nicht mehr in München. Was ist „normal"?

Bevor das Christkind kommt, sitzen wir alle zusammen am Tisch. Wir Kinder bekommen Kakao, die Erwachsenen trinken Tee. Dazu gibt es Buttergebäck und Linzer Torte. Ich soll die schlimme Zeit im Krankenhaus bald vergessen. Alle geben sich große Mühe.

Mama spielt Weihnachtslieder auf dem Klavier und singt dazu. Sie hat eine schöne, volle Stimme. Ich höre sie gerne singen.

Oma Lilo stößt Opa Paul unter dem Tisch. „Was das Kind für rote Bäckchen hat!"

Opa Paul nickt. „Und rote Lippen!"

Nur der Bär sieht unglücklich aus. Er hat den Arm verbunden. Wegen der vielen Spritzen, die er in den letzten Tagen von mir bekommen hat. Das musste jetzt sein.

Ich weiß immer noch nicht, warum ich eigentlich operiert worden bin. Vielleicht habe ich einen verborgenen Makel? Etwas Schlimmes, das man nicht wissen kann? Oder war ich böse? Bin ich vielleicht operiert worden, weil ich am Aufnahmetag so laut geschrien habe? Als Strafe sozusagen? Noch habe ich keine Worte, um danach zu fragen.

Bald ertönt eine silberhelle Glocke. Das Christkind hat geklingelt. Jetzt dürfen wir alle ins Weihnachtszimmer kommen. Oh! Das Christkind war aber fleißig. Es hat den großen Tannenbaum in der Zimmerecke mit roten Kugeln und goldenen Figuren geschmückt. Rote Kerzen verbreiten ein warmes Licht. Unter den Baum hat es für jeden ein Geschenk gelegt. So schön ist es hier geworden! Fast andächtig bleiben wir Kinder stehen. Alles sieht sehr festlich aus. Nur die Spritzensterne stören.

1965

Kurz nach der Weihnachtszeit bekomme ich ein neues Bett. Ich bin zu groß für das Kinderbett. Papa und Mama kaufen mir ein „Mädchenbett". Es ist viel niedriger und hat kein Gitter. Das gefällt mir sehr gut. Ich kann ein- und aussteigen, wie ich will. Immer wieder streiche ich mit den Fingern über die weißlackierte Oberfläche. Das gerade Seitenbrett, die schlanken, runden Füße fühlen sich wunderbar glatt und kühl an. Das neue Bett ist auch viel größer als das alte. Deshalb räumen Papa und Mama mein Kinderzimmer um. Ich schlafe direkt neben dem Fenster, kann aber nicht mehr hinaussehen. Auch meine Kuscheltiere hängen nicht mehr über dem Bett. Wenn ich mit ihnen spielen will, hole ich sie aus einer Kiste im Regal.

Mama hat eine „Narbensalbe“ für mich gekauft. Damit reibt sie jeden Morgen die Narbe auf meiner Brust ein. Damit ich später mal „Ausschnitt“ tragen kann. Das interessiert mich heute allerdings nicht. Wozu braucht man einen Ausschnitt? Mama findet es sehr wichtig. Meine Narbe ist ziemlich lang. Wenn ich mich bewege, tut alles noch weh. Die Salbe ist angenehm kühl und riecht frisch. Also nehme ich es hin. Bald habe ich auch den Namen gelernt. Sie heißt „Contractubex compositum“.

Meine Mutter erzählte später oft, dass ich beim Frühstück nicht sagen konnte, was ich essen will. Statt dessen saß ich am Tisch und sagte: „Also, Leberwurst ist auch gut.“ Sie fragte sich, warum ich nicht sagen konnte: „Ich will Leberwurst essen.“

Heute vermute ich, dass ich eine solche Willensäußerung als ungehörig und böse einstufte. Und böse Kinder wurden manchmal hinterrücks operiert. Ich tat alles, um das zu vermeiden.

Gleich im neuen Jahr geht mein Papa mit mir zur Schule. Ich soll angemeldet werden. Wir stehen vor einem niedrigen Anmeldefenster. Dahinter sitzt eine Frau.

„Wie heißt du?“ will sie wissen. „Bitte alle Vornamen.“

„Wann bist du geboren?“ Mit blauer Tinte schreibt sie alles sorgfältig in ein großes Buch.

„Wo wohnst du?“

Das wird mir langsam unheimlich. Ich kenne diese Frau doch gar nicht. Und fremden Leuten soll man nichts sagen. Das hat mir Mama beigebracht.

Ich weiß die Antworten alle. Aber ich sage sie lieber mal meinem Papa. Der weist mich zurecht. Ich soll die Antworten der Frau sagen und nicht ihm. Vielleicht hat er Bedenken, dass ich sonst nicht in die Schule gehen darf? Ich weiß ja noch gar nicht, ob ich das will.

Das Schuljahr beginnt genau zu meinem sechsten Geburtstag, im April 1965. Nächstes Jahr bekommen wir Kurzschuljahre. Wer weiß, was das schon wieder ist!

Aber vorher fahren wir wieder in die Schweiz. Diesmal kommen Oma Gerda und Opa Erich mit. Auch Tante Kutzer ist nochmal dabei. Das ist ihr Abschied in unserer Familie. Ich bin nun zu groß für ein Kindermädchen. Bald bin ich sechs Jahre alt. Ich mag Tante Kutzer so gerne. Ich bin richtig traurig, dass sie nicht mehr lange zu mir kommen wird. Das will mir noch nicht so recht in den Kopf.

„Meine traurige Linie kommt", sinniere ich etwas poetisch.

Aber noch fährt sie mich mit dem Kinderwagen oder mit dem Schlitten spazieren. Beim Laufen kann ich schon viel länger durchhalten. Aber für alle Strecken reicht meine Kraft doch noch nicht. Dafür habe ich aber Appetit und sogar richtigen Hunger. Beim Abendessen muss Mama mir drei Brote schmieren. Das gab es noch nie.

„Noch ein Brot?" fragt sie ungläubig.

Ob ich das verlangen darf? Aber Mama freut sich richtig darüber. Opa Erich scheint es auch gut zu finden.

Wie oft habe ich nicht essen können! Wie oft habe ich alles wieder erbrochen! Bis heute bin nicht richtig gewachsen. Aber jetzt will ich essen!

Ich habe „zweiunddreißig" Lieblingsessen. Eigentlich habe ich sie nicht gezählt. Aber zweiunddreißig ist ziemlich viel, das weiß ich schon. Ich mag so gut wie alles: Nudeln mit Hackfleischsoße, Hefezopf, Frikadellen, Leberwurst mit Bratkartoffeln, Leber mit Apfelscheiben, Grießbrei mit Obst, saure Gurken, Streuselkuchen, Butterbrot, Schinkennudeln, und so weiter.

Tante Kutzer hat sich für den Abschied etwas Besonderes ausgedacht. Sie schenkt mir ein Buch. Das liest sie mir im Urlaub vor. Wenn ich dann zur Schule gehe, lerne ich lesen. Dann kann ich das Buch immer wieder selbst zur Hand nehmen.

Das Buch handelt von Heidi und dem Almöhi, ihrem Großvater.

Das Waisenmädchen Heidi wird zu seinem Großvater, dem Almöhi gebracht. Er lebt auf einer Alp oberhalb von Maienfeld im Kanton Graubünden.

Genau da sind wir doch gerade. Durch Maienfeld sind wir gefahren, Papa hat mir das Ortsschild gezeigt. Ich kann mir alles gut vorstellen.

Der Großvater lebt eigentlich lieber alleine. Trotzdem kümmert er sich fürsorglich um Heidi. Er gewinnt sie lieb. Sie bringt Farbe in sein Leben.

Auch Papa kann manchmal einsam und abweisend sein. Besonders, wenn er von Russland erzählt. Wie er im Wald Bäume fällen musste. Das finde ich zum Fürchten. Sein Gesicht wird schmal und grau, seine Backen faltig, die Lippen sind fast nicht mehr zu sehen. Ich versuche dann schnell, ihn aufzuheitern. Manchmal gelingt es mir. Dann bekommt sein Gesicht wieder Farbe.

Jeden Tag geht Heidi mit dem Geissenpeter Ziegen hüten. Besonders gerne hört sie die Tannen hinter der Hütte des Großvaters rauschen.

Das höre ich jetzt auch. Draußen rauscht es mächtig. Nicht nur die Tannen werden vom Wind geschüttelt, auch der Bach tost hinter unserer Ferienwohnung um die Kurve. Wie gerne würde ich mit anderen Kindern den ganzen Tag auf der Alm verbringen! Es muss herrlich sein, so frei herumzutollen. Nur die Ziegen könnte ich wahrscheinlich nicht einfangen.

Heidi ist schon acht Jahre alt. Sie geht immer noch nicht zur Schule. Der Almöhi will das nicht. Schließlich müsste er dafür im Winter hinunter ins Dorf ziehen.

Genau wie ich. Ich werde auch später als die anderen Kinder in die Schule kommen.

Schließlich schaltet sich Heidis Tante ein. Heidi wird nach Frankfurt gebracht. Sie soll einem kranken Mädchen Gesellschaft leisten. Es heißt Klara. Ihre Eltern haben wenig Zeit für sie. Sie ist gelähmt. Die beiden Mädchen freunden sich schnell an.

Oh, das ist ja wie bei mir! Ich bin auch krank und oft alleine. Ich kann auch nicht viel laufen. Ich wohne in der Stadt. Bei mir rauschen keine Tannen hinter dem Haus. Ich habe Tante Kutzer. Aber so eine Freundin wie Heidi bei mir zuhause zu haben, wäre eine tolle Idee.

Nur die ältliche Hausdame hält Heidi für eine Wilde. Sie kann ja noch nicht mal lesen.

Die ist ja blöd! Sie hat wohl noch nicht gemerkt, was Heidi alles kann. Aber, ehrlich gesagt: manchmal ist Mama auch so. Meine „wilden" Ideen gefallen ihr meistens nicht.

Jetzt in Frankfurt darf Heidi aber lesen lernen. Und sie macht ihre Sache gut.

Ich werde bestimmt auch schnell lesen lernen. Auch wenn ich dafür in die Schule gehen muss.

Aber Heidi wird krank. Sie hat soviel Heimweh nach den Bergen.

Ach so, das ist normal! Auch meine eigene „wilde Seite" ist mit der Krankheit und in der Stadt fast eingegangen. Bisher hat es niemand verstanden. Hier in den Bergen, in der Natur könnte sie wieder aufblühen. Hier kann ich gesund werden. Noch kann ich in diese verlockende Welt nicht laufen. Ob Heidi mir dabei helfen kann?

Klaras Großmutter sieht Heidis Not. Sie bringt ihr bei, zu Gott zu beten. Dort findet sie Trost.

Das kenne ich auch. Ich habe viel gebetet im Krankenhaus, ganz für mich alleine. Gott hat mich oft getröstet. Und einmal ist sogar das Christkind persönlich zu mir gekommen.

Schließlich wird Heidi zurück zum Großvater geschickt. Der ist darüber so froh, dass er nach Jahrzehnten zum ersten Mal wieder in die Kirche geht. Außerdem verspricht er, den Winter im Dorf zu verbringen, damit Heidi in die Schule gehen kann.

Wenn Heidi das kann, kann ich das auch. In den Bergen laufen, wohin ich will und lesen können – das wär's.

Im nächsten Sommer kommt Klara zu Besuch. Aber der Geißenpeter ist eifersüchtig. Er will selbst mit Heidi spielen. Er wirft Klaras Rollstuhl einen Abhang hinunter. Er geht kaputt.

Oh Schreck! Und jetzt? Sie kann doch nicht laufen! Wenn man mich mitten auf der Alm aussetzen würde, könnte ich auch nicht weit laufen.

Aber Klara nimmt die Herausforderung an. Sie versucht erste eigene Schritte. Der Großvater stützt sie. Heidi und Peter ermutigen sie. Tatsächlich lernt sie hier schnell selbständig laufen. Am Ende wird sie gesund.

Das ist ja unglaublich. Auch ich lerne gerade laufen. Es ist also möglich, erst gelähmt in der Wohnung zu sitzen und dann über die Alm zu laufen. So geht gesund sein? Das will ich auch. Heidi und der Großvater könnten mir dabei helfen. Auch Klaras Beispiel ermutigt mich sehr.

Zum Schluss sind alle glücklich. Klara, Heidi, der Großvater und Klaras Vater, der zu Besuch gekommen ist.

Ich auch. Ich bin begeistert. Das ist meine Geschichte.

Bei der Nachuntersuchung in München zeigte sich Dr. Bühlmeyer sehr zufrieden mit meiner Entwicklung. Die Freude darüber ist seinen Worten anzumerken:

> „… *Am 30.3.65 konnten wir das Kind … nach Operation einer Fallotschen Tetralogie, die im November 1964 durchgeführt wurde, hier nachuntersuchen.*
>
> *Die Eltern berichteten, dass das Kind in letzter Zeit etwas mehr belastet wurde und diese leichte Steigerung der Belastung sehr gut vertragen habe. Es würde jetzt 30 Minuten ohne Unterbrechung ebene Strecken laufen und*

auch bereits einige Treppen selbständig steigen. Die körperliche Entwicklung habe seit der Operation jetzt bereits in der kurzen Zeit einen merklichen Fortschritt gemacht.

Befund: Gegenüber dem praeoperativen Zustand kaum mehr wiederzuerkennendes Kind, das zwar immer noch zart ist, aber lebhaft herum springt. Es bestehen keinerlei Cyanosezeichen, die Uhrglasnägel sind rosig, die Extremitäten seitengleich gut durchblutet. …

Zusammenfassung: Aufgrund der bei der Nachuntersuchung erhobenen Befunde lässt sich sagen, dass ein ausgezeichnetes Operationsergebnis vorliegt. …"

Dann wird es ernst. Zumindest ein bisschen. Mein erster Schultag bricht an.

Mama hat eine große Schultüte für mich gerichtet. Auch einen Schulranzen aus braunem Leder habe ich bekommen. Wenn ich die silberne Schnalle öffne, kommt ein Päckchen mit Schulkreide und eine Schwammdose zum Vorschein. Auch eine grüne Tafel mit Schreiblinien für die erste Klasse steckt in dem neuen Ranzen.

Mama begleitet mich. Ich komme in die Mädchenklasse. Hier kenne ich niemanden. Viele Kindern sitzen in einem großen Raum auf kleinen, hölzernen Stühlen, je zwei an einem Tisch. Hinten im Raum stehen unsere Mütter an der Wand. Die Lehrerin betritt das Klassenzimmer. Wir Erstklässler müssen aufstehen und „Guten Morgen" sagen. Dann setzen wir uns wieder. Sie erklärt uns, was in den nächsten Tagen geschehen wird. Wieder einmal werde ich nicht dabei sein. Ich bekomme nämlich noch „Sonderferien". Mama und Papa haben das mit den Ärzten so beschlossen. Ich soll mich noch von der Operation erholen und kräftiger werden. Heute gefällt es mir in der Schule. Ob ich die Sonderferien wirklich will?

In der Zwischenzeit lerne ich bei Mama lesen, schreiben und rechnen. Sie ist schließlich auch Lehrerin. Unter ihrer Anleitung begleite ich Heiner und Elsa bei ihren Kinderabenteuern. Schnell nehme ich auch daran teil. Sobald ich die Geschichten lesen kann, bin ich mitten drin. Es macht mir großen Spaß.

Im Oktober soll dann auch ich regelmäßig zur Schule gehen.

Nachmittags sitze ich oft mit Annette und Ursula im Sandkasten. In den Nachbargarten darf ich jetzt selbst gehen. Ich muss Mama nur Bescheid sagen. Das genieße ich sehr.

Eines Tages geraten die beiden in Streit. Sie werfen mit Sand, ziehen sich an den Haaren. Das Geschrei ist groß. Ich habe nicht mitbekommen, warum sie streiten. Es ging alles so schnell. Ihre Mutter kommt gelaufen.

„Was ist denn los?" Ärgerlich wischt sie den beiden den Sand aus den Haaren.

Annette schluckt. „Das weiß ich nicht mehr."

Ursula schluckt. „Das weiß ich nicht mehr."

Frau Meyerbaum schimpft noch ein bisschen, dann geht sie wieder ins Haus.

Ich bin beeindruckt. Die Idee gefällt mir. Das probiere ich auch mal aus.

Als ich nach Hause komme, fragt Mama: „Was war denn das für ein Geschrei?"

Ich schlucke. „Das weiß ich nicht mehr."

Mama schaut mich böse an. „Das ist gelogen."

O Schreck! Ich weiß es wirklich nicht mehr. Mama glaubt mir nicht. Lügen darf ich nicht. Damit ich mir das auch sicher merken kann, bringt sie mir einen Spruch bei:

„Wer einmal lügt, dem glaubt man nicht, auch wenn er dann die Wahrheit spricht."

Zur Strafe bekomme ich heute keinen Nachtisch. Aber die Ausrede merke ich mir trotzdem.

Nachts schlafe ich oft unruhig. Immer wieder machen mir Alpträume Angst.

Einmal gehe ich in einem solchen Traum aus unserem Haus an die Grenzen unseres Wohnviertels. Hier fahren viele Autos. Im richtigen Leben darf ich an dieser Stelle nicht alleine weitergehen. In meinem Traum sitzt im Vorgarten des Eckhauses ein Löwe. Er mag sehr gerne Tomaten. Und weil ich gerade eine rote Hose anhabe, frisst er mich. Schweißgebadet wache ich auf.

Auch in anderen Nächten werde ich von Ungeheuern bedroht. Endlich darf ich in die Welt gehen, sie für mich erobern. Aber die Welt ist gefährlich. Manchmal wird man auch unversehens operiert. Ich muss erst lernen, mich darin zurecht zu finden.

Im Sommer fahren wir nach Frankreich ans Mittelmeer. Mama ist stolz darauf, mir das Meer zu zeigen. Ich halte es für einen großen See. Erst nach ein paar Tagen habe ich verstanden, dass ich das andere Ufer nicht sehen kann.

Es werden herrliche Ferientage. In einer Bäckerei kaufen wir „Baguette" und „Croissants". Die sind so lecker! Mama bringt mir bei, wie ich sie auf französisch verlangen kann. Aber ich traue mich noch nicht. Von unserer Ferienwohnung kann ich direkt zum Sandstrand laufen. Das Wasser ist warm, jeden Tag scheint die Sonne. Ich bekomme Schwimmunterricht bei einem französischen Lehrer. Er zeigt mir, wie ich meine Arme und Beine bewegen soll. Dazu zählt er laut:

„Un, deux, trois, ... un, deux, trois..."

Ich habe auch schon gelernt, was das heißt: „Eins, zwei, drei, ... eins, zwei, drei ..."

Viele Familien verbringen den ganzen Tag mit ihren Kindern am Strand. Ich freunde mich mit einem französischen Jungen in meinem Alter an. Wir suchen nach Muscheln, spritzen uns gegenseitig nass, bauen Sandburgen. Wir unterhalten uns angeregt. Mama will wissen, in welcher Sprache. Als ob das wichtig wäre!

Mittags kocht Mama ein warmes Essen. Anschließend wird geschlafen.

Einmal schneidet sie sich an einer Dose. Es blutet stark. Papa bringt sie zum Arzt. Sie kommt mit einem dicken weißen Verband zurück. Der Arzt hat die Wunde genäht. Mama hat Schmerzen, legt sich ins Bett.

Dann fragt sie nach meinen Bonbons. Ob sie eins lutschen darf? Das ist mir völlig neu. Mama ist krank und ich bin gesund? Ich kann es nicht glauben. Außerdem hütet sie doch immer die Süßigkeiten. Hat sie etwa keine?

Mama bekommt keine Bonbons von mir. Sie dreht das Gesicht zur Wand. Für ein paar Stunden spricht sie nicht mit mir.

Nach dem langen Barfußlaufen im Sommer bekomme ich Fußschmerzen. Papa fragt seinen Freund um Rat. Er ist Orthopäde. Er meint, meine Füße sind nicht kräftig genug für mein Körpergewicht. Das Gewölbe, die Gelenke können die Belastung nicht tragen. Bisher mussten sie das auch nicht. Ich habe ja immer im Bett gelegen. Nun knicken sie ein. Mama soll Fußgymnastik mit mir machen. Ich bekomme meine ersten orthopädischen Schuheinlagen.

Bei der Nachuntersuchung im Dr. von Haunerschen Kinderspital in München attestierte mir Dr. Bühlmeyer ein „ausgezeichnetes Operationsergebnis".[17]

> *„… Am 24. September 1965 konnten wir das Kind …, das von Ihnen im November 1964 an einer Fallotschen Tetralogie operiert wurde, nachuntersuchen. Es wurde damals eine Totalkorrektur durchgeführt und es war bereits in der ersten postoperativen Zeit ein ausgezeichnetes Operationsergebnis festzustellen. Eine Nachuntersuchung im April d. J. hat dies weiter bestätigt und die jetzige Untersuchung zeigte uns ein praktisch gesundes Kind.*

---

17 Arztbrief Dr. Bühlmeyer an Prof. Zenker vom 19. Oktober 1965.

Die Eltern berichteten, dass das Kind sehr lebhaft sei und kleinere bis mäßige Belastungen ohne irgendwelche Schwierigkeiten ertrage.

Bei der Untersuchung fanden wir ein kräftiges, braungebranntes Kind ohne Cyanosezeichen …

Zusammenfassend lässt sich feststellen, dass ein ausgezeichnetes Operationsergebnis erzielt werden konnte, wovon Sie sich ja selbst überzeugen konnten. … Eine medikamentöse Therapie ist nicht mehr erforderlich und mit den Eltern wurde vereinbart, dass das Kind jetzt weitgehend normalen Belastungen zugeführt werden kann. …“

Nach den Herbstferien sind meine „Sonderferien“ zu Ende. Ich gehe zur Schule wie die anderen Kinder in meinem Alter. In der Klasse kennen sich schon alle. Ich kenne noch niemanden. Die Lehrerin setzt mich neben Dorothee. Aber Dorothee interessiert sich nicht für mich. Das ist nichts Neues. Bisher haben die Kinder auch immer ohne mich gespielt. Allerdings habe ich gehofft, dass sich das jetzt ändert. Schließlich bin ich operiert.

In der Pause darf ich mir „Schulmilch“ abholen. Manche Kinder bekommen auch Kakao. Das ist etwas teurer. Bei Mama kann ich es nicht durchsetzen. Sie findet es unnötig. Außerdem sei es schlecht für die Zähne. Ich stelle mich also gemeinsam mit den anderen Kindern an der Ausgabe an. Mein Name steht auf einer langen Liste. Der Hausmeister gibt mir ein Päckchen aus Karton und einen Strohhalm. Es hat eine spannende Form. Alle Seiten sind dreieckig. Sie formen zusammen eine Tüte. Wie die anderen Kinder gehe ich mit dieser Tüte in die Pause. Eifrig ziehe ich mit dem Strohhalm die Milch aus der Tüte. Es gluckert. Ich gehöre dazu.

Auf dem Schulhof begegnet mir allerdings schnell eine der ersten Herausforderungen. Die Kinder spielen „Eisenfangen“. Wer Eisen berührt, kann nicht mehr gefangen werden. Ich spiele mit. Ich kann schon viel besser laufen und sogar ein bisschen rennen. Aber mit den anderen kann ich nicht mithalten. Keine Chance! Mit mir haben die Kinder ein leichtes Spiel. Ich werde immer als Erste gefangen. Dann muss ich ein anderes Kind erwischen. Aussichtslos! Ich bin außer Atem. Meine Seite sticht. Ich kann nicht mehr. Ich gehe in die Hocke, brauche eine Verschnaufpause. Die anderen lachen und laufen davon. Oder sie werfen mich um.

Dann komme ich mit aufgeschlagenen Knien und kaputten Strumpfhosen nach Hause. Mama klebt Pflaster auf meine Knie und stopft die Strumpfhosen. Unvorstellbar, dass ich auch mal so schnell rennen kann wie die anderen Kinder. Mama und Papa trösten mich. Sie sind sicher, dass ich das bald lernen werde. Aber darauf kann ich nicht warten. Ich muss mir etwas überlegen. Am nächsten Tag lasse ich mich von der Lehrerin heimschicken. Ich bin krank. Ich habe Bauchweh. Ich will zu meiner Mama.

Manchmal gelingt es mir auch, mich zu retten. Ich habe Fantasie, erfinde Geschichten. Aber ich kann noch nicht gut abschätzen, wie Kinder darauf reagieren. Schließlich war ich bis zu meiner Operation fast nur mit Erwachsenen zusammen. Einmal passiert mir in der Schulstunde ein Missgeschick. Ich habe in die Hose gepinkelt. Auf dem Boden breitet sich eine große Pfütze aus.

„Meine Schwammdose ist ausgelaufen“, behaupte ich schnell.

Warum glaubt mir das bloß niemand?

In den ersten Wochen begleitet mich Mama noch auf dem Schulweg. Ich lerne, auf die Autos zu achten, bevor ich die Straße überquere. Nach einer Weile zieht sie sich zurück. Ich laufe den Weg mit zwei Klassenkameradinnen aus unserer Nachbarschaft, Christa und Bärbel. Sie scheinen unzertrennlich. Bei jeder Gelegenheit lassen sie mich das spüren. Seitdem sie ohne Begleitung zur Schule laufen dürfen, meistern sie den Weg gemeinsam. Beide sind katholisch. Sie sprechen bayrisch. Ich bin evangelisch. Ich kann auch bayrisch, aber das zählt bei ihnen nicht. Sie dulden mich wohl nur, weil unsere Mütter das so arrangiert haben. Einmal erzählen sie mir, sie wären im gleichen Bett geboren. Mama lacht über diese Geschichte. Sie erklärt mir, dass das nicht sein kann. Schließlich haben sie an unterschiedlichen Tagen Geburtstag. Jetzt haben sie mich auch noch angelogen.

Ein anderes Mal nimmt Bärbel meinen Turnbeutel und wirft ihn ins Gebüsch. Ich quäle mich durch die stachligen Pflanzen und hole ihn wieder heraus. Aber o weh! Er sieht übel zugerichtet aus. Mama wird schimpfen. Ich muss nämlich immer gut auf meine Sachen aufpassen. Ich versuche, mich zu rächen. Aber Bärbel ist flinker als ich. Ich kann ihren Turnbeutel nicht erwischen.

Wütend drohe ich schließlich: „Meine Mama sagt es dem Nikolaus."

Der kommt nämlich bald. Und dann wird er es ihnen vorlesen aus seinem großen Buch.

Aber es funktioniert nicht. Christa und Bärbel lachen mich aus.

„Die glaubt noch an den Nikolaus!"

Fassungslos bleibe ich stehen. Der Streit ist vergessen.

Wie? Den Nikolaus gibt es nicht? Hat Mama etwa gelogen?

Mein Weltbild gerät ins Wanken. Mir fällt ein, dass der Nikolaus Papas Handschuhe getragen hat. Es könnte schon sein, dass die Mädchen recht haben.

Auf dem weiteren Nachhauseweg durchfährt mich ein großer Schreck. Viel schlimmer als der Nikolaus wäre das Christkind! Gibt es das etwa auch nicht?

Wen könnte ich denn danach fragen?

11. November 1965

Mein erster Laternenumzug. Diesmal kann ich endlich mitgehen.

Frau Armbruster hat wieder die Kinder aus der Nachbarschaft eingeladen. Mama hat einen großen gelben Mond für mich gekauft, so wie ich es mir gewünscht habe. Mit einem dünnen Draht ist er an einem Stock befestigt. Ich bin mächtig stolz. Papa begleitet mich. Zuerst zündet er die Kerze am Boden meiner Mondlaterne an. Sie erstrahlt in einem leuchtenden Gelb. Das Mondgesicht zwinkert mir fröhlich zu.

„Du musst sie immer schön gerade halten," ermahnt er mich.

Mitten in der Kinderschar trage ich meinen hellen Vollmond durch die Wege der Siedlung. Wir singen.

„Laterne, Laterne, Sonne, Mond und Sterne." Das kenne ich mittlerweile auch.

„Brenne auf mein Licht, brenne auf mein Licht, aber nur meine liebe Laterne nicht."

O weh! War es ein Windstoß? Bin ich gestolpert? Mein Leuchtmond, meine allererste Martinslaterne, mein ganzer Stolz geht in Flammen auf. Papa wirft ihn schnell weg und tritt das Feuer aus.

Ich kann es nicht fassen. Mein Mond ist verbrannt. Zu allem Unglück bin ich vermutlich auch noch selbst schuld. Wieder tragen die anderen Kinder ihre Laterne und ich nicht. Wie können sie es schaffen, ihre Lampions so gerade zu halten? Ich singe nicht mehr mit. Ich will nach Hause. Ich bin sehr unglücklich.

Zum Ende des Monats hält Mama allerdings noch eine neue Überraschung für mich bereit. Ich bekomme meinen ersten Adventskalender. Mama meint, als Schulkind bin ich inzwischen groß genug dafür. Neugierig schaue ich ihn mir an. Er ist dreiteilig aufklappbar. Vor strahlend blauem Himmel ist eine Häuserfront zu sehen. Schneegestöber hat die Dächer weiß gefärbt. Wenn ich mit dem Finger über die silbernen Glitzereffekte streiche, kratzen sie.

„Das ist München", erklärt mir Mama.

Tatsächlich kann ich die Frauenkirche wieder erkennen. Wenn der Dezember beginnt, darf ich jeden Tag ein Fensterchen oder ein Türchen öffnen. Dafür sind auf einigen von ihnen Zahlen angebracht, von eins bis vierundzwanzig. Dann kann ich in die Häuser hineinschauen. Wenn wir am späten Nachmittag zusammensitzen, zündet Mama die Kerze an, die sie hinter den Kalender gestellt hat. Dann leuchten die Räume, deren Türchen schon geöffnet sind. Die ganze Stadt wird immer heller. Besonders gut gefällt mir die Schusterwerkstatt hinter dem Türchen Nummer acht. Ein Mann mit einer grünen Schürze arbeitet im Keller an einem langen Tisch. Auf dem Regal dahinter stapeln sich viele Schuhe. Hinter einer anderen Tür putzen Engel Stiefel. Das Kirchenportal mit der Nummer vierundzwanzig ist der Höhepunkt. Hinter der großen Doppeltür sieht man Josef und Maria neben der Krippe mit dem Christkind knien.

Ich liebe diesen Kalender. Er zeigt mir das normale, gesunde Leben, von dem ich noch nicht so viel gesehen habe. Wie selbstverständlich rechnet er mit Engeln und „dem Christkind" im Leben der Menschen. Und vielleicht erinnert er mich auch an den Ausflug auf den Christkindlmarkt mit Papa, wo wir ganz zufällig hingeraten sind.

Gleichzeitig steht auch wieder ein Adventskranz auf unserem Wohnzimmertisch. Mit einem Streichholz zündet Papa die erste Kerze an. Wieder hängen goldene Foliensterne an den Wänden, der Rauschgoldengel steht im Wohnzimmer auf seinem Schreibtisch. Auch die Spritzensterne sind wieder da. Das ganze Haus ist weihnachtlich geschmückt. Mama behauptet, in der Nacht sei das Christkind gekommen. Es hat alles so schön gemacht!

An Weihnachten steht in diesem Jahr ein rotes Indianerzelt direkt vor dem Weihnachtsbaum. Es ist für mich. Ein richtiges dreieckiges Tipi mit einem Plastikfenster zum Rausgucken. Innen ist es mit weichen Decken ausgelegt. Fast ehrfürchtig setze ich mich hinein. Die Tür kann ich von innen mit Schleifen verschließen. Durch das Fenster sehe ich den Weihnachtsbaum mit den brennenden Kerzen. Dieses Abenteuer will ich zunächst ganz alleine auskosten. Ich sitze in meinem Zelt und kann trotzdem am Weihnachtsfest teilnehmen. Ich bin allein und doch nicht allein. Grandios! Außerdem bin ich hier der Bestimmer. Es ist mein Zelt.

Das ist ein ganz neues Gefühl für mich. Ich habe etwas anzubieten, was anderen Kindern auch gefällt. Niemand läuft weg. Großzügig erlaube ich Rainer und Evelyn später, mich in meinem Zelt zu besuchen. Rainer will das nächste Mal den Federschmuck aus Oma Lilos Kiste mitbringen. Ob ich jetzt eine „Indianersqaw" bin? So wie Evelyn an Fasching? Müsste ich dann nicht auch englisch sprechen? Das kann ich aber nicht.

Mama meint, das macht nichts. Sie kann es auch nicht. Papa will das Zelt im Sommer in den Garten stellen.

1966

Der Amtsarzt bescheinigte mir eine Minderung der Erwerbsfähigkeit von 50% (Bescheinigung vom 4. Januar 1966).

Nach den Weihnachtsferien lässt mir Mama „Bauchweh" nicht mehr durchgehen. Ich soll in der Schule bleiben. Das fällt mir schwer. Ich kann mit den anderen nicht mithalten. Außerdem kann ich mich nicht gut wehren. Wie kann ich es schaffen, dass ich nicht immer umgeworfen werde? Wie kann ich es schaffen, dazu zu gehören? Schulmilch hilft, reicht aber nicht aus. Ich kann nicht warten, bis ich vielleicht einmal schneller rennen kann. Das kann ich mir auch gar nicht vorstellen, obwohl Mama und Papa es mir immer wieder versichern.

Ich wähle einen anderen Weg: Ich erfinde Geschichten oder schneide komische Fratzen. Das bringt die anderen zum Lachen. Schnell bin ich der „Klassenclown". Bei Rainer und Evelyn bin ich die „lustige Kusine". Das kann ich besser als rennen. Papa schaut mich ernst an. Er meint, ich muss nicht immer lustig sein. Warum eigentlich nicht? In der Klassengemeinschaft kann ich mich damit jedenfalls einigermaßen behaupten.

Ich habe auch schon Freundinnen gewonnen.

Staatl. Gesundheitsamt   Ludwigshafen, den 4.1.66

A m t s ä r z t l i c h e   B e s c h e i n i g u n g

Herr/Frau/Fräulein Kind [redacted] geb. am 9.4.59

wohnhaft in [redacted]

wurde heute von mir untersucht. Infolge

eines angeborenen Herzfehlers, der 1964 im Nov. anoperiert wurde, jetzt noch bestehende Reststenose

liegt - eine dauernde Einbuße der körperlichen Beweglichkeit - ~~eine typische Berufskrankheit~~ - vor - ~~nicht~~ -x)

Die dauernde Einbuße der körperlichen Beweglichkeit ist - äußerlich erkennbar - ~~äußerlich nicht erkennbar~~x).

Die Minderung der Erwerbsfähigkeit beträgt seit jetzt 19.. 50% v. (seit ....19...... v.H.).

Der Körperbehinderte ist - ~~ständig so hilflos~~ - nicht ständig so hilflos -, daß er nicht ohne fremde Wartung und Pflege bestehen kannx).

Eine Nachuntersuchung ist - ~~xxxx~~ in 3 Jahren 19..... erforderlich - nicht erforderlich -x).

Bei Bemessung der Minderung der Erwerbsfähigkeit sind die "Anhaltspunkte für die ärztliche Gutachtertätigkeit im Versorgungswesen" zu Grunde gelegt. Dabei ist von dem Umfang der verbleibenden Arbeitsmöglichkeit im allgemeinen Erwerbsleben ausgegangen worden.

Die Begutachtung gilt nur für einkommensteuerliche (lohnsteuerliche) Zwecke.

I.A.
Der Amtsarzt

[redacted]

Dm. 6.00

GV-Nr. 85
EL-Nr. 75

x) Nichtzutreffendes streichen!
Lo 37 (Koblenz 1161)

Bettina wohnt in der Hausnummer einhundertdreiundzwanzig. Weil sie sich das nicht merken kann, sagt sie statt dessen immer „eins zwei drei". Ich verstehe nicht, warum sie sich das nicht merken kann. Zählen kann ich schon lange. Mama meint, Bettina sei ein bisschen dumm.

Marlies hat ganz dünne Haare. Sie hustet oft. Einmal hat sie sogar Würmer. Ich finde das spannend. Wie soll ich mir das vorstellen?

Mama ist mit meiner Auswahl der Freundinnen nicht zufrieden. Tatsächlich taste ich mich eher an die Außenseiter der Klasse heran. Alle meine Freundinnen haben ein Handicap.

Selbst die Lehrerin erschreckt mich oft. Wenn sie durch die Reihen geht, schaut sie mir manchmal plötzlich von hinten über die Schulter. Ganz groß steht sie dann neben mir. Ich zucke zusammen.

„Warum zuckst du denn immer so?", fragt sie mich. „Wirst du zuhause geschlagen?"

Ich werde zuhause nicht geschlagen. Warum erschrecke ich immer so? Ist das etwa auch nicht normal? Vielleicht ist doch etwas mit mir verkehrt?

Vor den Osterferien muss ich nochmal ins Krankenhaus. Ich soll die Mandeln herausgenommen bekommen.

Am letzten Schultag melde ich mich bei der Lehrerin ab.

„Ach!" sie schaut mich mitleidig an.

„Warst du denn noch nicht genug im Krankenhaus?"

Kurz habe ich Sorge, dass sie es vielleicht nicht erlauben könnte, aber das ist unbegründet.

Diesmal sprechen Mama und Papa mit mir. Sie erklären mir, was die Ärzte mit mir machen.

„Es wird ein bisschen weh tun, aber nicht schlimm. Dafür darfst du jeden Tag Eis essen. Und du musst nur ein paar Tage im Krankenhaus bleiben. Dann holen wir dich wieder ab."

Ein bisschen skeptisch bin ich ja schon. Aber Papa hat recht gehabt. Es gibt kein EKG und keinen Fingerpiek. Mein Hals tut ein bisschen weh. Zum Trost bekomme ich leckeres Essen. Es gibt tatsächlich jeden Tag Eis. Und Haschee[18]. Mama kocht das nie. Na, da ist doch schon fast alles wieder gut. Nach ein paar Tagen werde ich entlassen.

Mit den Osterferien geht das Schuljahr zu Ende. Ich bekomme mein erstes Zeugnis. Es ist sehr gut ausgefallen. Mama meint, das sei wohl „den Umständen geschuldet“. Was das schon wieder heißen soll! Meint sie vielleicht, es sei nicht echt? Ehrlich gesagt, wundere ich mich selbst ein wenig. Aber ich bin schon gut in der Schule. Ich kann jetzt flüssig lesen. Schreiben und rechnen kann ich auch. Nur beim Sport bin ich die Letzte. Während die anderen sich beim Rundlauf gut festhalten und wie auf einem Karussell hoch fliegen können, hänge ich am Strick wie ein nasser Sack. Und wie kann man es jemals schaffen, an der Sprossenwand ganz nach oben zu kommen?

Wie noch häufig in den nächsten Jahren, fällt mein Geburtstag in die Osterferien. Ich werde sieben Jahre alt.

Zu meinem siebten Geburtstag bekomme ich die Masern. Wieder muss ich im Bett liegen, während die anderen Kinder draußen spielen. Von meiner Uroma bekomme ich ein Geburtstagspäckchen. Meine Uroma ist eine uralte Frau mit ganz vielen Runzeln, Falten und weißen Haaren. Sie hat mir ein Buch von Astrid Lindgren geschickt. Es heißt „Die Kinder aus Bullerbü“. Lisa, die kleine Erzählerin, ist sieben Jahre alt, genau wie ich. Wenn ich schon im Bett liegen muss, kann ich wenigstens am Alltag und an den Abenteuern von Lisa, Lasse und Bosse teilhaben. Ich lese es in wenigen Tagen durch.

Zu meinem siebten Geburtstag bekomme ich aber auch ein Fahrrad. Mama und Papa haben ein großes, rotes Mädchenfahrrad mit Gepäckträger, Klingel und Schloss für mich

18 Hackfleisch mit Soße

ausgesucht. Nie wäre ich selbst auf die Idee gekommen, mir ein Fahrrad zu wünschen. Ich kann doch gar nicht damit fahren! Das können immer nur die anderen Kinder. Aber Papa findet, ich kann das jetzt lernen. Als die Masern vorbei sind, übt er jeden Abend nach der Arbeit mit mir auf der Straße vor unserem Haus. Er schiebt mich an, dann rennt er ein Stück mit. Dabei hält er das Fahrrad fest, damit ich nicht umkippe. Tatsächlich lerne ich es nach ein paar Tagen. Papa lässt mich los. Ich fahre alleine weiter.

„Ja, richtig! Genau so!" ruft er mir hinterher. „Da vorne kannst du umdrehen."

Nach ein paar Versuchen schaffe ich auch die Kurve. Als ich zurückkomme, bekomme ich einen dicken Kuss von Papa.

„Siehst du, du kannst es!"

Habe ich da eine Träne in seinen Augen gesehen?

In unserem Viertel bin ich von nun an selbständig unterwegs. Ich erkunde die vier Straßen mit allen ihren Gartenwegen. Und so entdecke ich am anderen Ende einen Spielplatz. Selbst Mama war hier noch nie. Zuerst finde ich es aufregend, aber leider treffe ich dort nur selten andere Kinder an. So interessant ist er wohl doch nicht.

Zu meinem siebten Geburtstag bekomme ich außerdem von Opa Paul ein kleines Notizheft und ein Sparschwein. Ab heute will er jeden Sonntag kommen und mir 50 Pfennig geben. Auf die erste Seite des Notizheftes muss ich schreiben:

Sonntag, 10. April 1966

Einnahmen: 50 Pfennig.

Ausgaben:

Wenn ich mir etwas kaufe, soll ich das dort aufschreiben. Außerdem will er sehen, was ich in das Heft geschrieben habe. Ich kann mir kaufen, was ich will. Nur die Rechnung muss stimmen. Das Ganze nennt er Taschengeld. Rainer und Evelyn bekommen es auch.

Nach den Osterferien komme ich in die zweite Klasse. Sie wird schon vor Weihnachten enden. Inzwischen weiß ich auch, was Kurzschuljahre sind. Sie sind einfach kürzer als andere Schuljahre.

Wir bekommen auch neue Fächer: Religion, Heimatkunde, Musik und Nadelarbeit.

Am besten gefällt mir Religion. Evangelische und katholische Kinder werden von verschiedenen Lehrerinnen unterrichtet. Dazu müssen wir in einen anderen Schulsaal gehen. Meine Religionslehrerin heißt Frau Schnebel. Ich mag sie sehr gerne. Sie erzählt uns Geschichten aus der Bibel. Ich hänge an ihren Lippen. Sie bringt mich auf die Idee, dass das Christkind als Jesuskind auf die Welt kam und später ein erwachsener Mann wurde. Dann war er immer noch der Sohn Gottes und tat wichtige Dinge. Diesen wunderbaren Zusammenhang habe ich vorher nicht verstanden. Ich konnte ihn auch nicht verstehen, denn von Jesus – und was er mit Gott zu tun hat – hat mir noch niemand erzählt. Auf das Christkind hätte ich nicht verzichten wollen. Zu wichtig ist mir die Begegnung mit ihm im Krankenhaus. Nun lerne ich die Zusammenhänge kennen. Das Christkind heisst Jesus und kam als richtiges Baby auf die Welt. Heute wohnt es im Himmel bei Gott und besucht manchmal die Menschen.

Mit diesen Geschichten, die ich bei Frau Schnebel lerne, kann ich meine eigenen Erlebnisse einordnen. Sie bekommen endlich einen Sinn.

Zuhause hat noch niemand mit mir über meine Erkrankung gesprochen. Was ist los mit mir? Wie soll ich das alles verstehen? Ist es nun vorbei? Auch die Erleichterung, die Freude über die gelungene Operation bekommt zunächst keine Worte. Ab jetzt ist alles normal. Das reicht als Erklärung.

Im Religionsunterricht bei Frau Schnebel finde ich Worte und Gedanken, die zu meinen Fragen passen. Unter anderem lässt sie uns Lieder aus dem evangelischen Kirchengesangbuch auswendig lernen. Eines davon ist „Lobe den Herren, den mächtigen König der Ehren“.

„Lobe den Herren, den mächtigen König der Ehren,
meine geliebete Seele, das ist mein Begehren.
Kommet zuhauf, Psalter und Harfen wacht auf,
lasset den Lobgesang hören."

Die Sprache ist ein bisschen komisch. Was ist z.B. ein „Psalter"? Oder „Adelers Fittiche"? Mama erklärt es mir.

Besonders die zweite und dritte Strophe haben es mir angetan:

„Lobe den Herren, der alles so herrlich regieret,
der dich auf Adelers Fittichen sicher geführet,
der dich erhält, wie es dir selber gefällt,
hast du nicht dieses verspüret?"

Ja, habe ich!

„Lobe den Herren, der künstlich und fein dich bereitet
der dir Gesundheit verliehen, dich freundlich geleitet.
In wieviel Not hat nicht der gnädige Gott
über dir Flügel gebreitet?"

Ja, hat er!

Ich bin begeistert. Ja, genauso war es. Gott hat mich geführt, mir Gesundheit verliehen, in meiner Not Flügel über mich gebreitet. In Gestalt des Christkinds hat er mich besucht und getröstet. Diese Worte beschreiben, was ich erlebt habe. Auf den Nikolaus kann ich verzichten. Aber das Christkind hat einen anderen Namen bekommen. Es ist wirklicher geworden. Andere Menschen kennen es auch. Sie haben Lieder darüber geschrieben, die im Gesangbuch stehen.

Manchmal habe ich den Eindruck, Frau Schnebel unterrichtet nur für mich. Ob sie merkt, wie gut sie mir tut?

Mama und Papa wundern sich, wie fromm ich geworden bin.

Im Gegensatz dazu finde ich Heimatkunde langweilig. Ich kenne unser Viertel, ich kenne die Kinderklinik, ich war oft in München. Aber das „Zwiebelland in Maxdorf" sagt mir nichts. Ich weiß nicht, wie die Orte in der Umgebung heißen. Ich weiß auch nicht, was auf den Feldern wächst. Ich musste mich noch nie selbst orientieren, denn bisher wurde ich immer im Kinderwagen ausgefahren. Ich kann mir die weitere Umgebung einfach nicht vorstellen. Ich weiß, dass der Pfälzer Wald nicht weit weg ist. Oma Lilo und Opa Paul gehen dort oft wandern. Erst jetzt fahren auch wir manchmal dorthin. Papa läuft dann kurze Wege mit mir. Hier riecht es ganz anders als in der Stadt. Den ein oder anderen Ortsnamen habe ich auch schon aufgeschnappt.

Im Musikunterricht lernen wir Lieder. Das gefällt mir schon besser. Einige kenne ich schon von meinen Schallplatten zuhause. Außerdem lerne ich Blockflöte spielen. Klavier wäre mir lieber gewesen. Mama meint, das kann ich lernen, wenn ich größer bin.

Nadelarbeit ist eine Katastrophe. Häkeln geht noch. Später kommt Sticken dazu. Alle Mädchen machen eine Umhängetasche. Auf schwarzen Stramin sticke ich ein Muster mit roten Wollfäden. Zuhause sollen die Mütter dann eine Tasche daraus nähen. Ich gebe mein Bestes. Aber die Fäden verknoten sich, ich verzähle mich im Muster, es sieht unordentlich aus. Meine Hände schwitzen, hinterher ist alles verklebt. Oft muss ich nochmal von vorn anfangen. Trotz aller Mühe habe ich nur ein „befriedigend" bekommen. Mama findet das nicht richtig. Ihr gefällt meine Arbeit. Das ist ein großes Lob. Sie kann nämlich selbst sehr schön und akkurat nähen. Schließlich zeigt sie die Tasche sogar Dr. Bergmann bei einem seiner Hausbesuche. Beide meinen, ich hätte eine bessere Note verdient.

Allmählich wird es wärmer, der Sommer kommt. Unser Viertel ist ein kleines Kinderparadies. Auf den vier verkehrsberuhigten Straßen gibt es keinen Durchgangsverkehr. Nachmittags treffen sich die Kinder auf dem Garagenplatz. Auch ich bin täglich draußen zum Spielen. Wir spielen in den Gärten und auf dem Bunker. Ich verstehe nicht, warum Mama den Bunker gefährlich findet. Man kann dort so herrlich spielen! Er zieht sich über mehrere Gärten und ist wild bewachsen. In regelmäßigen Abständen finden sich große Steinplatten. Sie sehen aus wie Tische. Papa sagt, das sind Luftschächte nach innen. Von hier aus kann selbst ich auf einen Baum klettern. Auch beim Verstecken kann ich inzwischen mithalten. Das geht so: Ein Kind hält sich die Augen zu und zählt bis zwanzig. In dieser Zeit rennen die anderen fort und suchen einen Unterschlupf. Ich muss erst noch lernen, was ein gutes Schlupfloch ist. Wo suchen die anderen Kinder und wo nicht? Und welche Ziele kann ich in der gegebenen Zeit erreichen?

Außerdem gibt es reichlich Gelegenheit, sich draußen schmutzig zu machen. Ich koste es nach Kräften aus. Die dunkle Erde klebt feucht auf den nackten Armen und Beinen, dann trocknet sie an. Die Haut spannt, die Erde wird heller und beginnt zu bröseln. Mit Wasser aus unserem Gartenschlauch kann ich alles wunderbar abspülen. Es wäscht die Haut sauber und elastisch. Was vorher daran geklebt hat, schwimmt nun in einem kleinen See zu meinen Füßen. Ich spüre meinen Körper von oben bis unten, alles ist echt und lebendig. Herrlich.

Mama findet das merkwürdig. Ein „richtiges Mädchen" macht sich doch nicht gerne schmutzig! Ich verstehe das nicht. Bin ich schon wieder nicht „richtig"? Was ist überhaupt ein „richtiges Mädchen"?

Ich liebe dieses Gefühl auf der Haut und suche es immer wieder: Erde, Sand, nasse Blätter, Sonne – Eindrücke sammeln und Unterschiede wahrnehmen – vieles ist neu für mich oder zumindest ungewohnt. Sogar Beine an Dornen zu zerkratzen finde ich spannend. Es tut ein bisschen weh, ist aber nicht schlimm.

Unter den Bodendeckern in unserem Garten wohnen lila Asseln mit vielen Beinen. Wenn ich die Pflanzen hochhebe, laufen sie schnell weg. Ein ekliges, aufregendes Gruselvergnügen.

Und noch etwas Wichtiges lerne ich auf dem Bunker, als ich mit einem Nachbarjungen unterwegs bin. Mitten im Spiel muss er mal pinkeln. Die Mädchen rennen dann immer rasch heim. Ich auch. Das Spiel ist solange unterbrochen. Ich setze mich also auf einen Luftschacht und will auf ihn warten. Aber er rennt nicht nach Hause, sondern stellt sich an einen Baum und erledigt die Sache im Stehen. Ich bin beeindruckt. Das ist aber praktisch!

Streit gibt es natürlich auch. Eine Begegnung mit Manfred gibt mir zu denken. Eines Tages läuft er nämlich auf der Straße vor mir weg. Er ist 4 Jahre alt, genau wie Michael, der kleine Bruder meiner Freundin Susie. Ich kann noch hören, wie er murmelt:

„Mit der Eva spiele ich nicht. Die ist mir viel zu böse."

Wie bitte? Ich bin böse?

Ich bin doch diejenige, die immer nicht mitmachen darf, die geschubst und verhauen wird. Warum findet er mich dann böse?

Tatsächlich kann ich ziemlich wütend werden. Mama schiebt es auf meinen Charakter. Besonders Michael bekommt meinen Ärger zu spüren. Er fordert mich aber auch oft heraus.

Ich bin zerknirscht. Ich muss dringend etwas ändern. Aber was?

Susie hat schon mit mir gespielt, als ich noch krank war. Solange ich mich nicht wie andere Kinder bewegen konnte und durfte, war es bestimmt oft langweilig bei uns. Alle mussten möglichst leise und ordentlich sein. Angeblich würde es mich sonst überanstrengen. Diese Regel gilt allerdings immer noch.

Seit ich mich alleine im Viertel bewegen darf, bin ich sehr oft bei Susie. Leider zieht sie bald fort. Ihre Familie wird einige Jahre in Amerika verbringen. Ich werde sie sehr vermissen.

Eines Tages ist es soweit. Die Möbel sind schon verpackt. In einigen Tagen wird der Umzugswagen kommen und alles abholen. Da gibt Susies Mama uns Kindern Buntstifte und Wasserfarben. Heute dürfen wir auf die Tapeten malen.

„Jetzt könnt ihr mal ein richtig großes Bild machen," sagt sie noch dazu.

Ich zögere. Bei uns zuhause ist es undenkbar, die feinen Tapeten zu verkritzeln. Mama findet dieses „neumodische Zeug" schrecklich. Ob sie Angst hat, dass ich bei uns zuhause auch die Wände anmalen will? Das würde mir nie in den Sinn kommen. Es ist schon schlimm, wenn aus Versehen mal ein Fleck darauf landet. Aber bei Susies Familie darf ich jetzt vor ihrem Wegzug alles auf die Tapeten schreiben oder malen, was mir einfällt. Ich traue mich kaum. Sogar „Meine Lehrerin ist doof" darf ich schreiben. Sie finden es lustig. Langsam gefällt mir das Ganze.

Ich habe auch schon mal ein paar Tage bei Susies Familie gewohnt, als Mama und Papa miteinander verreist waren. Und es war ganz in Ordnung, dass ich sie vermisst habe. Ich habe es nicht zeigen wollen, weil ich befürchtet habe, dass Susies Mama dann beleidigt wäre. Das war sie aber nicht. Sie hat versucht, mich zu trösten. Meine Gefühle waren völlig in Ordnung – so wie auch hier alles in Ordnung ist, was ich auf die Tapete schreibe. Wie wunderbar entspannt das ist!

In den Sommerferien – meinen ersten – nimmt mich Papa mit dem Fahrrad zum Schwimmen mit. Wir fahren zusammen über die Feldwege bis zum See. Ich stelle mein Fahrrad neben seines an den Straßenrand und schließe es ab. Ich habe nämlich einen eigenen Schlüssel bekommen. Den verwahre ich in meiner neuen Umhängetasche. Am See übt Papa mit mir schwimmen. Zunächst am Rand, wo ich noch stehen kann. Ich lege mich im Wasser auf den Bauch und bewege Arme und Beine.

„Un, deux, trois, ... „Un, deux, trois..." So habe ich es in Frankreich gelernt.

Ich bin noch hektisch, viel zu schnell. Das kann ich nicht lange durchhalten.

„Langsam und kräftig“, fordert Papa mich auf.

Viele Versuche später kann ich schließlich eine kleine Strecke selbst bewältigen. Papa schwimmt voraus und ich muss seinen Zeh fangen. Zum Glück ist es nicht so schwer wie Fangen auf dem Schulhof. Papa schwimmt nicht so schnell. Wenn ich ihn erwische, darf ich mich ein bisschen an ihm festhalten. Den Schwimmring brauche ich bald nicht mehr.

Jeden Morgen blinkt die Sonne durch die Fensterläden, mittags brennt sie wohlig auf meiner Haut, jeden Abend glitzert sie auf dem See. Sommerferien sind herrlich!

Ich kann schon etwas schwimmen und kurze Strecken mit dem Fahrrad fahren. Meine Welt ist größer geworden.

Überhaupt finde ich Bewegen supertoll. Es klappt inzwischen auch richtig gut. Wenn ich groß bin, will ich Artistin werden und im Zirkus auftreten. Papa findet das gut. Er übt schon mal ein bisschen mit mir. Wir legen uns im Wohnzimmer auf den Boden und machen eine Kerze. Das kann ich nicht und außerdem finde ich es doof. Artisten machen doch keine Kerze! Sie tänzeln über ein Seil, schlagen ein Rad und verbeugen sich dann. Das mit dem Radschlagen will aber auch noch nicht so recht klappen. Na ja, ich habe schließlich noch ein paar Jahre Zeit, bis ich auftrete.

Mama schickt mich inzwischen auch alleine mit der Milchkanne los. Ich gehe gerne zu Fräulein Fitzek in ihren kleinen Laden. Ich laufe durch unser Viertel, an dem Eckhaus vorbei, wo in meinem Traum der Löwe gewartet hat. Hier ist es jetzt nicht mehr gefährlich für mich. Dann gehe ich ein Stück auf dem Bürgersteig parallel zu der zweispurigen Fahrbahn. Auf einem Zebrastreifen überquere ich die nächste große Straße. Ein paar Stufen muss ich noch hochsteigen, bis ich in das enge Geschäft eintreten kann. Dort steht eine kleine, rundliche Frau mit lustigen Augenfältchen hinter dem Tresen. Mama sagt, sie kommt aus Schlesien. Dabei guckt sie so, als hätte das wieder mit dem Krieg zu tun. Ich habe keine Ahnung, wo Schlesien ist. Fräulein Fitzek zapft jedenfalls Milch aus einem großen, blinkenden Hahn in meine Kanne. Diese verschließt sie dann sorgfältig mit dem Deckel. Er klemmt ein bisschen. Manchmal gibt mir Mama auch noch Geld für Käse mit. Auf dem Rückweg muss ich gut aufpassen, dass die Milch nicht ausläuft. Mama hat mir gezeigt, wie ich die Kanne gerade halten kann. Leider klappt das nicht immer.

Und noch etwas Aufregendes passiert in diesem Sommer: Eines Abends kommt Papa mit einem Auto angefahren. Er hat es gekauft, also gehört es uns. Papa strahlt. Gleich lädt er Mama und mich zu einer kleinen Spritztour ein. Mama sitzt vorne, ich auf der Rückbank. Wir fahren zu Opa Paul. Oma Lilo und Tante Monika kommen schnell gelaufen. Auch Rainer schlendert herbei. Fachmännisch gibt er Details zum Besten. So erfahre ich, dass unser Auto Ford Taunus 17M heißt. Das „graue Eselchen" von Opa sei nur ein Ford Taunus 12M. Toll, was Rainer alles weiß! Evelyn tanzt und hüpft rund um das Auto. Sie will gleich mitfahren. Aber das erlaubt Papa heute noch nicht.

„Papa, was ist ein Ford?" will ich auf dem Heimweg wissen.

„Das ist die Firma, die das Auto baut."

Neben uns hält ein blaues Auto an der Ampel.

„Ist das auch ein Ford?"

„Nein, das ist ein Opel."

Das verwirrt mich. Es gibt unterschiedliche Firmen, die ähnliche Autos bauen? Wozu soll das gut sein?

Papa erzählt mir etwas über Konkurrenz. „Die Firma, die das beste Auto baut, kann am meisten Geld verdienen."

Das ist mir für heute zu kompliziert. Unser Auto steht jedenfalls auf dem Garagenhof in unserer Straße. Wir können jederzeit einfach losfahren.

Auch die dritte Nachuntersuchung bei Professor Bühlmeyer im Oktober 1966 verlief zufriedenstellend (Arztbrief vom 16. November 1966).

Wieder naht die Weihnachtszeit. Pünktlich zum ersten Adventssonntag Ende November ist unser Haus wieder schön geschmückt. Die goldenen Foliensterne hängen an den Wänden, im Wohnzimmer steht der Rauschgoldengel auf Papas Schreibtisch. Unter den Wandleuchten mit den Kristallanhängern glitzern die Spritzensterne auf dunkelgrünen Tannenzweigen. Mama lobt das Christkind.

Papa drückt mir die Schachtel mit den Streichhölzern in die Hand. Ich soll die erste Kerze am Adventskranz anzünden. Oh, das durfte ich doch noch nie! Aufgeregt streiche ich mir die Haare aus der Stirn. Dann zeigt er mir, wie ich die Hölzchen halten muss. Es ist schwieriger, als ich gedacht habe. Ich breche viele Streichhölzer ab. Manche flammen kurz auf, bevor sie auf dem großen Brett landen, das Papa vorsichtshalber unter den Adventskranz geschoben hat. Aber dann gelingt es doch. Zum ersten Mal habe ich eine Kerze selbst angezündet. Sie verbreitet ein gemütliches Licht für unser gemeinsames Adventsfrühstück. Der Lebkuchen mit Kandiszucker und Butter schmeckt heute doppelt so gut.

Auch der Adventskalender taucht wieder auf. Münchens schneebedeckte Häuserfront bietet mir ihre Fenster und Türen zum Öffnen an. Die silbernen Glitzereffekte kratzen immer noch. An manche Räume erinnere ich mich aus dem letzten Jahr. Es ist ein bisschen wie Memory spielen. Ich freue mich auf den Schuster. Hinter welcher Nummer saß er nochmal? Auf jeden Fall war es ein Keller auf der rechten Seite. Und ob die Engel immer noch Stiefel putzen?

Ende November ist mein zweites Grundschuljahr beendet, das erste Kurzschuljahr. Nach den Zeugnissen lädt Mama meine ganze Klasse zum Basteln ein. Sie will mir helfen, Freundschaften zu schließen. Bis auf zwei Mädchen haben alle zugesagt. Und so sitzen sie eines Nachmittags mit Schere und Kleber bewaffnet bei uns im Spielzimmer. Mama hat den Tisch ausgezogen. Zunächst trinken wir Kakao und essen Lebkuchen. Dann breitet sie Zeitungspapier auf dem Tisch aus und legt mehrere Rollen

Glanzfolie darauf. Jedes Kind darf sich eine Farbe aussuchen. Zur Wahl stehen gold, rot und gold mit rot zweiseitig. Mama hat zwei verschiedene Modelle angefertigt, die wir basteln können. Unsere goldenen Foliensterne sind auch dabei.

Ach, jetzt geht mir ein Licht auf. Mittlerweile habe ich schon herausbekommen, dass das Christkind nicht geflogen kommt, um Häuser zu schmücken. Aber wie funktioniert es sonst? Plötzlich weiß ich: Mama macht das alles. So einfach ist das. Und kein bisschen geheimnisvoll. Ich bin ein wenig enttäuscht. Der Zauber ist verloren. Ich bin aber auch erleichtert. Die Zusammenhänge sind doch ziemlich einfach zu verstehen. Auf das Christkind, das Geschenke bringt und Häuser schmückt, kann ich verzichten. Aber das andere Christkind, das mich im Krankenhaus getröstet hat und das so wunderbar mit Frau Schnebels Geschichten zusammenpasst, wird dadurch noch greifbarer.

Während ich diese Fragen in meinem Kopf sortiere, basteln manche meiner Klassenkameradinnen viele Sterne. Sie können gerade schneiden und sauber kleben. Mit der zweifarbigen Folie erreichen sie interessante Effekte. Mir ist nur ein Stern gelungen. Noch dazu ist er ziemlich schief. Der überschüssige Kleber hat die Farben der Glanzfolie aufgelöst, ein paar schwarze Buchstaben aus der Zeitung haben sich auf mein Werk gemogelt. Mama hängt ihn später trotzdem auf.

Wenige Wochen später feiern wir wieder Weihnachten mit der ganzen Familie. Vor der Bescherung musizieren wir gemeinsam. Ich kann schon ein paar Weihnachtslieder auf meiner Blockflöte spielen. Evelyn lernt Melodica. Rainer begleitet uns auf der Gitarre. Tante Monika klatscht den Takt für uns. Dann ist Mama wieder an der Reihe. Sie singt die Lieder, die wir Kinder noch nicht spielen können und begleitet sich selbst auf dem Klavier. An unserem alten Instrument mit den üppigen Holzornamenten und den bronzefarbenen Kerzenständern brennen gelbe Kerzen. Es riecht nach Wachs.

„Was wohl das Christkind diesmal bringt?“ Oma Gerda versucht es auch in diesem Jahr nochmal.

Rainer rollt die Augen.

Der große Tannenbaum in der Zimmerecke ist mit roten Kugeln und goldenen Figuren geschmückt. Er sieht zauberhaft aus. Wir Kinder bewundern ihn ausgiebig. Hier verbreiten rote Kerzen ein warmes Licht. Ich habe Mama im Verdacht. Ob das ihr Werk ist? So ganz sicher bin ich mir noch nicht. Das Ganze ist einfach zu prächtig. Auch habe ich noch nicht verstanden, wie die Geschenke unter den Baum gekommen sind.

Auf mich warten ein Paar Ski, Skistöcke und Skischuhe.

Wie? Ich soll Ski fahren lernen?

Kann ich das überhaupt? Es sind sogar richtige Ski, keine Rutscherle.

Papa zwinkert mir zu: „Du kannst doch auch Fahrrad fahren.“

1967

An einem kalten Wintertag im Februar machen wir einen Ausflug zum Badesee. Ich bin erstaunt. Kann man heute auch im See schwimmen? Mama meint, das sei zu kalt.

Papa holt das Auto aus der Garage. Heute fahren wir nicht mit dem Fahrrad wie im Sommer. Zuerst holen wir Rainer und Evelyn ab, dann geht es los. Was wir wohl heute am See machen?

Es ist ein trüber Tag. Blätter rascheln unter unseren Füßen, ein paar Vögel hüpfen in den Büschen herum. Ich schaue mich verwundert um. Der See glitzert ja gar nicht! Die feuchte Kälte kriecht unter meinen Mantel. Ich bin froh, dass Mama mich noch zu den gefütterten Gummistiefeln überredet hat.

Am Ufer liegen ein paar Boote. Ich habe sie im Sommer schon gesehen. Rainer und Evelyn klettern in eins hinein. Ich versuche, hinterher zu krabbeln. Papa hilft mir dabei. Schließlich sitzen wir zu viert in dem kleinen grün gestrichenen Boot am

Badeweiher. Es schaukelt im Wind, ein paar Enten schwimmen vorbei. Ganz nah kommen sie heran. Papa sagt, sie wollen Futter. Wir haben aber keins. Das Wasser lockt, verstohlen tauche ich die Hand ein. Oh, das ist aber kalt! Jetzt ist mir klar, dass wir heute nicht schwimmen können. Noch nie habe ich in einem Boot gesessen. Rainer und Evelyn wird es langweilig. Sie schlagen vor, ins nächste Boot nebenan zu klettern. Ich bin überrascht. Das ist möglich? Auf diese Idee wäre ich nie gekommen. Papa gefällt sie. Mir auch. Aber leider kann ich nicht so gut klettern wie die beiden. Sie hüpfen ins nächste Boot und ich – falle ins Wasser. Von oben bis unten bin ich nass, das kalte Wasser läuft in meine Gummistiefel. Zum Glück kann ich hier stehen, so gehe ich nicht unter. Nach dem ersten Schreck will ich gleich wieder ins Boot zu den anderen klettern. Aber Papa meint, wir müssten sofort nach Hause fahren, damit ich trockene, warme Sachen anziehen kann. Schade. Der Ausflug ist zu Ende. Der See im Winter hat mir gut gefallen.

In der Schule schreiben wir jetzt in der dritten Klasse kleine Aufsätze. Eines Tages gibt uns die Lehrerin eine Hausaufgabe, die mich herausfordert. Wir sollen über etwas schreiben, das wir gesehen haben. Das Thema ist frei. Ich zögere. Letzte Woche habe ich etwas gesehen. Es beschäftigt mich noch sehr. Aber vorsichtshalber frage ich bei der Lehrerin nochmal nach:

„Darf ich auch über das schreiben, was ich gesehen habe?"

Fräulein Buschmann ermutigt mich.

„Ja, natürlich. Versuchs mal."

Also gut, hier ist mein Erlebnis:

„Letzte Woche bin ich von Oma Lilo nach Hause gegangen. Auf dem Weg bin ich an einem kleinen Haus vorbeigekommen. Davor stand ein Totenwagen. Er war groß und schwarz. In den Autofenstern waren Vorhänge angebracht, damit man nicht hineinschauen kann. Die hintere Klappe stand offen. Zwei Männer kamen aus dem Haus, sie

haben einen schwarzen Sarg getragen. Eine Frau hat in der Tür gestanden und zugeschaut. Sie hat sich nicht bewegt. Ihr Gesicht war weiß. Sie war ganz still, hat nicht geweint. Ich habe gedacht, dass vielleicht ihr Mann in dem Sarg liegt. Dann haben die Männer den Sarg ins Auto geschoben. Anschließend haben sie alle Autotüren zugemacht. Alle waren schwarz angezogen. Niemand hat etwas gesagt. Ich habe Angst bekommen. Statt auf der Strasse bin ich durch den kleinen Park weitergegangen.“

Sofort, intuitiv und eindrücklich erfasse ich die Situation. Hier werden einige meine ungeklärten Fragen beantwortet. Etwa so:

Frage: Was passiert eigentlich, wenn man gestorben ist?

Antwort: Man wird in einen Sarg gelegt und dann in einen Totenwagen geschoben.

Frage: Kann das nur mir passieren?

Antwort: Nein, anderen Leuten passiert das auch.

Frage: Ist das schlimm?

Antwort: Ja.

Frage: Was passiert mit dem Toten?

Antwort: Er wird fortgebracht und kommt nie wieder.

Frage: Was passiert mit den Lebenden?

Antwort: Sie sind so traurig, dass sie sich nicht mehr bewegen können.

Eigentlich laufe ich nur vorbei. Aber plötzlich steht die Zeit still. Es ist endgültig. Es ist so schlimm, dass man darüber nicht sprechen kann. Mit diesem Aufsatz macht mir die Lehrerin ein Angebot. Ich darf darüber schreiben. Und sie hält es aus.

Bald danach beginnen die Osterferien. Endlich kommen meine Skier zum Zug, die ich an Weihnachten bekommen habe. Wir brechen in den Winterurlaub auf, nach Südtirol. Papa meldet mich in einer Skischule an. Zusammen mit anderen Kindern lerne ich am Vormittag geradeaus und Bogen fahren. Bei jedem

Wetter sind wir draußen. Wir kraxeln den Berg hoch, fallen hin und stehen wieder auf. Zum Schluss lernen wir auch noch Lift fahren. Es schneit häufig. Ich habe einen roten Anorak mit weißen Schneeflocken bekommen. Meine neue Freundin Ulrike aus der Skischule trägt auch eine rote Skijacke. Wir schlecken Eiszapfen vom Dach der Skihütte, bewerfen uns mit Schneebällen und machen mit unseren neuen Skiern den Anfängerhügel unsicher. Am Nachmittag übt Papa noch ein bisschen mit mir. Mama kann nicht Ski fahren. Sie geht solange spazieren. Ich finde Ski fahren gar nicht so schwer. Warum konnte ich das früher eigentlich nicht? Als wir mit Rainer, Evelyn und Frau Kutzer in der Schweiz waren?

Wieder habe ich in den Osterferien Geburtstag, diesmal im Urlaub. Ich werde acht Jahre alt. Von meiner Uroma habe ich wieder ein Buch von Astrid Lindgren bekommen. Es heißt „Pippi Langstrumpf“. Ich lese es, wenn wir am Nachmittag vom Skifahren kommen. Spannend, was Pippi alles erlebt! Wie unabhängig und selbständig sie schon ist! Dabei ist sie doch auch nicht älter als ich.

Und dann passiert noch etwas Schlimmes. Zwei Studenten aus unserer Pension kommen vom Skifahren nicht zurück. Sie sind schon sehr alt, zwanzig Jahre. Die Sorge ist groß, dass sie verunglückt sein könnten. Hubschrauber fliegen los, um sie zu suchen. Auf den Bergen wird alles hell ausgeleuchtet. Am nächsten Morgen kommen die Väter der beiden aus Deutschland. Sie wollen sich an der Suche beteiligen. Beide schauen ernst. Alle Gäste, das ganze Personal der Pension nehmen an der Aufregung teil. Man vermutet, dass die beiden in eine Gletscherspalte gefallen sind. Papa erklärt mir, was das ist. Nach ein paar Tagen wird die Suche abgebrochen. Die beiden jungen Männer werden nicht gefunden. Vermutlich sind sie tot. Papa spricht mit den beiden Vätern. Sie sind noch blasser geworden. Einer weint. Ich beobachte alles aufmerksam. Auch wenn Kinder schon so groß sind, ist es also sehr schlimm, wenn sie sterben. Von weit her kommen die Väter gefahren, sie lassen zuhause alles stehen, sie engagieren sich, sie trauern.

Am nächsten Tag packen die beiden die Sachen ihrer Söhne zusammen und reisen wieder ab. Ich bin fassungslos. Sie fahren einfach wieder nach Hause ohne ihre Kinder? Aber Mama meint:

„Was sollen sie denn noch hier machen?"

Das weiß ich allerdings auch nicht. Noch viele Tage sind die Gäste der Pension in Schockstarre verfallen. Der Tisch, an dem die beiden gesessen haben, bleibt leer.

Ich weiß nicht mehr so recht, was ich fühlen soll. Gerade breche ich ins Leben auf und doch kommt mir der Tod wieder so nahe.

Auf der Rückfahrt legen wir wieder einen Zwischenstopp zu einer Kontrolluntersuchung in München ein. Inzwischen ist es nicht mehr so unangenehm für mich. Ich weiß auch, dass ich nicht mehr überraschend hier bleiben muss. Nächste Woche gehe ich schließlich wieder zur Schule. Beim EKG fällt es mir noch schwer, still zu halten. Aber den Fingerpiek brauche ich nicht mehr. Dr. Bühlmeyer schaut sich die Befunde an. Ich muss ihm erzählen, wie es mir in der Schule gefällt und was ich gerade lese. Er freut sich sehr, dass ich Skifahren gelernt habe und dass es mir so gut geht. Er ist mir immer noch so vertraut. Ich mag ihn einfach gerne. In einem Nebensatz erwähnt er, dass ich später mal heiraten und Kinder bekommen kann. Mama schaut ihn ungläubig an. Ihre Augen glänzen.

„Ach, das ist aber schön! Wer hätte das gedacht!"

Mich interessiert das heute nicht. Da müsste ich ja erst mal zwanzig sein.

Nach den Osterferien, am 19. April 1967, stirbt Konrad Adenauer. Im Radio ist seine Krankheit und sein Sterben ständig präsent. Die Erwachsenen sind verunsichert. Papa hört sich alles an. Auch in den anderen Familien wird darüber gesprochen. Sorgen und

Bedenken machen sich breit. Was wird danach kommen? Auf dem Schulweg tauschen meine Schulfreundinnen Christa, Bärbel und ich uns darüber aus. Wir haben noch nicht verstanden, was daran so wichtig für uns ist. Wir kennen Herrn Adenauer doch gar nicht. Die beiden Mädchen meinen, wir müssten jetzt alle traurig sein. Denn das macht man so, wenn jemand stirbt.

Ich habe mich hingegen mit dem Sterben schon länger beschäftigt. Ich bin sicher, dass es etwas mit Gott zu tun hat. Mein Fazit lautet:

„Ich bin nicht traurig, dass der Herr Adenauer gestorben ist. Denn das hat Gott so gewollt."

Darauf sagt niemand mehr etwas.

Auf der Suche nach Antworten auf meine unausgesprochenen Fragen stoße ich auch auf das Album, das meine Mama über mich führt. Es hat einen dunkelroten Ledereinband, darauf steht in goldener Schrift „Unser Kind". Das rührt mich sehr. Es macht mich wichtig, gibt mir einen festen Platz. Es sagt mir, ich bin gewünscht und geliebt. Inzwischen gibt es sogar zwei Alben. Das erste endet mit meinem dritten Geburtstag, das neue ist in Arbeit. Sie klebt Bilder ein und schreibt etwas dazu. Ob das alle Mamas machen? Allmählich lerne ich, ihre Handschrift zu entziffern. Immer wieder schaue ich mir die Alben an, lese die Texte.

Was suche ich da? Etwas fehlt. Was könnte das sein?

Als Erwachsene wurde es mir klar. Ich wollte wissen, wie meine Eltern meine Krankheit verarbeiteten. Ich wollte etwas von ihnen spüren. Aber da stand nichts. Meine Krankheit, die OP, die Sorgen und Freuden, Ängste, Wut, Hilflosigkeit, Fragen – nichts.

Im Album steht die Geschichte eines ganz normalen, gesunden Mädchens, das ich nicht bin. Na ja, ich bin das natürlich auch. Die Bilder und die Geschichten dazu sind echt. Aber etwas Wichtiges fehlt. Nach der Suche im Album bin ich immer leicht enttäuscht, ohne sagen zu können, warum. Denn ich meine auch darin zu finden, dass Mama mich lieb hat. Dafür bin ich dankbar. Oft kaufe ich ihr dann von meinem Taschengeld einen Blumenstrauß. Am besten gefallen mir Nelken.

Als Erwachsene fragte ich meine Mutter danach. Sie konnte diese Frage jedoch nicht verstehen:

„Sowas schreibt man doch nicht in ein Album.“

Doch! Ich wollte es wissen. Ich wollte wissen, was los war, wie meine Eltern darauf reagierten, ob sie mich trotzdem liebten. Ich wollte wissen, ob ich schuld war – oder vielleicht sonst jemand? Diese innere Frage blieb unbeantwortet.

Ich komme zu dem Schluss, dass ich einen unbekannten Makel habe, über den man unter keinen Umständen sprechen darf. Und außerdem bin ich vielleicht noch selbst schuld daran. Das verstehe ich zwar nicht, aber es fühlt sich so an. Vielleicht war ich zu böse. Wenn ich immer lieb sein könnte, hätte ich vielleicht keinen Makel. Oder ich wäre nicht operiert worden.

Ich gebe mir jedenfalls viel Mühe, „lieb“ zu sein. Mama gefällt das bestimmt. Sie hat auch so viel Arbeit! Das liegt doch bestimmt an mir. Ich beschließe, ihr zu helfen, so gut ich kann. Eines Tages putze ich den Kühlschrank. Aber leider habe ich Scheuersand genommen und nun glänzt die Oberfläche nicht mehr. Ich werde ausgeschimpft. Ein andermal putze ich das Bad. Dabei geht eins von Mamas Parfümfläschchen kaputt, Chanel no 5. Papa hat es ihr aus Paris mitgebracht. Auch das ist richtig schlimm. Eine gewisse Ungeschicklichkeit scheint leider zu mir zu gehören. Mama ist böse mit mir. Dabei wollte ich ihr doch nur etwas Gutes tun. Warum gelingt mir das nicht?

Anscheinend habe ich auch sehr viel Geld gekostet.

Später erfuhr ich, dass meine Eltern keine Krankenversicherung für mich abgeschlossen hatten.

Oft sparte Mama auf eine neue Bluse oder ein neues Kleid. Statt dessen wurde das Geld dann für meine Medikamente gebraucht. Aber jetzt bin ich groß. Ich will etwas beitragen. Ich überlege mir, wie ich Geld verdienen könnte. Das will ich dann Mama und Papa geben. Ich entscheide mich, Salat zu verkaufen. Das erscheint mir machbar. Dazu pflücke ich Blätter von den Hecken in der Nachbarschaft in eine Schüssel. Ich finde, sie sehen aus wie Salat. Ich gehe also mit meiner Schüssel bei den Nachbarn von Haus zu Haus. Aber niemand will meinen Salat kaufen. Manche schimpfen, manche lachen, manche erzählen es meinen Eltern. O weh! Sie sind entsetzt, sprechen von Betrug, verbieten es mir. Papa ist sogar ein bisschen gekränkt. Geld verdienen sei seine Sache. Ich bin ratlos. Gibt es denn gar keine Chance, meinen Makel loszuwerden? Darf ich meine Schulden nicht bezahlen?

Nach den Sommerferien komme ich in die vierte Klasse. In Nadelarbeit lernen wir Mädchen stricken. Für mich ist das die absolute Katastrophe. Ich kann den Faden mit diesen komischen Nadeln einfach nicht greifen. Ich kann „linke" und „rechte" Maschen nicht unterscheiden, oft „fällt" mir eine Masche „runter", dann ist alles verdorben. Ich hasse Stricken. Zu allem Unglück stricken wir auch noch Fäustlinge für den Winter – für jede Hand einen, also zwei Stück. Das finde ich besonders schwierig. Zum ersten Mal in meinem Schülerleben muss ich nachsitzen. Am Nachmittag werde ich nochmal für zwei Stunden zum Stricken in die Schule bestellt. Die Lehrerin gibt sich viel Mühe, dass alle Mädchen ihre Handschuhe abschließen können. Auch meine werden fertig. Schön sind sie nicht. Sie sind steif, viel zu fest, haben an den Nähten dicke Wülste. Im Zeugnis bekomme ich in Nadelarbeit nur ein „ausreichend". Ich werde nie wieder stricken.

Viel besser liegt mir Klavier spielen. Nach den Sommerferien darf ich damit anfangen. Jetzt bin ich groß genug dafür. Meine Hände können eine Oktave greifen. Ich kann Noten lesen und kleine Lieder flüssig auf der Blockflöte spielen. Nun lerne ich den

Bassschlüssel lesen und mit beiden Händen gleichzeitig verschiedene Melodien zu spielen. Das gefällt mir sehr gut.

Später verriet mir meine Mutter, dass ich auf Anraten des Kinderarztes Blockflöte lernen sollte, um mein Lungenvolumen erweitern. Das sagte mir zwei Jahre zuvor aber niemand.

Opa Paul und Oma Lilo sind inzwischen aus ihrem großen Haus in eine kleine Wohnung umgezogen. Diese liegt in der Nähe meiner Klavierlehrerin. Nach der Klavierstunde darf ich sie immer besuchen. Oma gibt mir Geld, um für uns beim Bäcker Kuchen zu kaufen. Hinterher spielen wir zusammen. Oma bringt mir Rommé bei. Oder wir lösen Rätsel aus der Fernsehzeitung HörZU. Besonders interessant finde ich das Bilderrätsel Original und Fälschung. Die Fehler in der Fälschung müssen gefunden werden, meist ist angegeben, wieviele. Zunächst kann ich das gar nicht. Oma hilft mir, genauer zu beobachten. Nach einer Weile geht es etwas besser. Das tut mir gut. Es ist also doch kein Charakterfehler, wenn ich das nicht kann.

Inzwischen sind die Ärzte sehr zufrieden mit mir. Vor ziemlich genau drei Jahren bin ich operiert worden. Bei dieser Gelegenheit erklärt mir Papa, wie ein Herz funktioniert. Ich weiß, dass es zwei Herzkammern gibt und dass in der Wand dazwischen bei mir ein Loch war. Die anderen Defekte erscheinen ihm wohl vorerst noch zu kompliziert zu vermitteln. Ich kann seinen Erklärungen gut folgen. Wenn da ein Loch ist, kann man es zunähen und dann ist die Sache wieder benutzbar. Das kenne ich vom Stopfen. Schon ist das Ganze klarer, weniger mysteriös. Papa weiß, was los ist und kann erklären, wie alles wieder in Ordnung kommt. Ich fühle mich sicher bei ihm.

Kurz darauf besuchen wir einen seiner Studienfreund mit seiner Familie. Seine Tochter ist genauso alt wie ich. Während die Erwachsenen Tee trinken und langweilige Gespräche führen, nimmt Bettina mich mit in den Keller. Dort hüpfen wir auf

Matratzen, verstecken uns in einer Bettenburg. Wir reisen nach Afrika, wo wir wilde Abenteuer erleben. Die Zeit vergeht im Flug.

„Toll, du kannst das ja alles", staunt Bettina auf einmal. „Bist du jetzt gesund?"

Ich überlege kurz, was sie wohl über mich erzählt bekommen hat. Bin ich jetzt gesund?

„Ja", nicke ich schnell.

„Was war eigentlich los mit dir?"

Heute kann ich mein neues Wissen anbringen. Neben der Bettenburg steht eine große Tafel auf einem Ständer. Mit Kreide malen wir ein Herz darauf. Bettina will alles genau wissen. Sie ist ehrlich interessiert und stellt viele Fragen. Endlich kann ich mit jemandem ganz normal darüber sprechen.

Als die Erwachsenen uns zum Abendessen rufen, glühen unsere Backen.

„Die Eva hat mir alles übers Herz erklärt", ruft Bettina. „Das war sooo interessant!"

Auf einmal bin ich gefragt. Ich habe etwas Interessantes erlebt und kann es erklären. Hier muss ich mich nicht verstecken und so tun, als ob nichts wäre. Wie befreiend das ist!

In der Vorweihnachtszeit geht Papa mit mir auf Entdeckungstour. Er will mir Krippen in alten Kirchen zeigen. Wir besuchen die Kaiserdome in Speyer und Worms, eine Barockkirche in Mannheim. Überall finden wir die Weihnachtsgeschichte aufwändig dargestellt. Im Speyerer Dom wurde ein ganzer Raum damit gestaltet. Große Figuren, aus Holz geschnitzt, knien vor dem Stall oder scheinen von ferne herbei zu laufen. Auf dem weiten Feld vor dem Stall liegt Gras, im Hintergrund ertönen Weihnachtslieder. Obwohl die Szene unbeweglich ist, überwältigen mich allein schon die Ausmaße. Die hohen Räume, die großen weißen Kerzen verstärken den Eindruck noch zusätzlich. Papa nimmt mich an der Hand. Unwillkürlich bewegen wir uns vorsichtig, sprechen leise. Die feierliche Atmosphäre wollen wir nicht stören.

In der Mannheimer Kirche herrscht ein gedämpftes, heimeliges Licht. Papa wirft zehn Pfennig in eine Schaltuhr an der Krippe. Sogleich scheint sie lebendig zu werden. Im Stall geht das Licht an, der Weihnachtsstern leuchtet. Eine Eisenbahn mit roter Lokomotive fährt im Kreis, das Christkind putzt Schuhe. Es gibt viel zu entdecken. So schnell kann ich gar nicht alles erfassen. Bald ist das Geld verbraucht, die Krippenlandschaft schläft wieder ein.

Mit „meinem Christkind“ haben diese Weihnachtskrippen allerdings nichts zu tun. Es fühlt sich ganz anders an. Es putzt keine Schuhe. Es besucht mich im Krankenhaus, tröstet mich, nimmt mir meine Ängste. Ich mag die alten Kirchen mit ihren Krippen trotzdem. Sie zeigen mir etwas vom wirklichen Leben. Und außerdem ist es immer spannend, mit Papa auf Tour zu gehen.

Mama bäckt in dieser Zeit Plätzchen. Leider hat sie es dabei wohl etwas zu eilig. Sie rutscht in der Küche aus und stürzt. Ihr rechtes Bein wird dick und blau. Sie kann kaum noch aufstehen. Papa bringt sie zum Arzt. Nach einigen Stunden kommt er ohne sie zurück.

„Mama hat sich das Bein gebrochen,“ erzählt er.

„Sie muss im Krankenhaus bleiben und wird morgen operiert.“

Hm. Das ist aber dumm. Mama tut mir leid. Aber eine leise innere Stimme flüstert auch andere Töne. Ich finde es so toll, dass Mama auch mal operiert wird. Das passiert also nicht nur bösen Kindern. Es entlastet mich ungemein.

Solange Mama im Krankenhaus liegt, gehe ich nach der Schule zu Oma Lilo. Sie kocht Mittagessen und schaut nach meinen Hausaufgaben. Sie wird auch mein Engelskostüm fertig nähen. Mama hat schon damit angefangen. Nächsten Sonntag bin ich nämlich beim Krippenspiel in der Kirchengemeinde ein Engel.

Ich komme gut ohne Mama zurecht. Schließlich bin ich schon groß. Manchmal besuche ich sie mit Papa im Krankenhaus.

Rechtzeitig zu Weihnachten wird sie wieder zuhause sein. Bis dahin gehe ich zur Schule, zu Oma Lilo und zum Krippenspiel.

Oma näht nicht gerne. Das Engelsgewand bekommt sie jedoch noch rechtzeitig fertig. Am dritten Adventssonntag stehe ich also mit anderen Kindern im Altarraum unserer Kirchengemeinde. Eltern und Großeltern fiebern mit. Auch Papa sitzt mit Oma Lilo und Opa Paul unter den Zuschauern. Ich trage das fertige Gewand und einen goldenen Gürtel. Wie die anderen Engel habe ich eine große weiße Kerze in der Hand. Sie ist mit einer Papiermanschette geschützt. Zu Beginn des Gottesdienstes zündet die Kirchendienerin alle Kerzen an. Während Maria und Josef ihre Texte aufsagen, schmilzt das Wachs meiner Kerze und tropft heiß auf meine Hände. Ich wechsle die Kerze von der linken zur rechten Hand und zurück. Ich wechsle mein Gewicht vom rechten zum linken Fuß und zurück. Ich entferne das heiße Wachs mit der jeweils freien Hand von meiner Haut. Ich zupfe die Papiermanschette breiter, damit sie mich besser schützt. Die Weihnachtsgeschichte interessiert mich nicht mehr. Wann ist das hier endlich vorbei? Wieso stehen die anderen Engel nur so still? Tut ihnen das heiße Wachs nicht weh?

„Wie war es, Papa?“ will ich nach dem Gottesdienst wissen.

„Das war ein sehr schönes Krippenspiel“, meint er anerkennend.

„Und du warst der zappligste Weihnachtsengel, den ich je gesehen habe.“

1968

Seit einigen Monaten habe ich eine neue Freundin. Sie heißt Andrea. Mit ihr kann ich wunderbar spielen. Wir verkleiden uns als Indianer, erfinden Geschichten und schließen Blutsbrüderschaft. Wir können auch wunderbar raufen, ohne einander weh zu tun. Nur gekitzelt werden kann ich nicht gut ertragen. Einmal planen wir sogar einen gemeinsamen Tagesausflug. Ich „vergesse", es Mama und Papa zu sagen, schreibe ihnen stattdessen einen Zettel. Leider finden sie diesen vorher und so wird nichts aus dem Ausflug. Ich bekomme nämlich Hausarrest.

Wenn meine Mama mittags schlafen will, muss ich leise sein. Wann mache ich denn Krach? Und wie kriege ich das hin? So langsam verstehe ich, was leise und was laut ist. Ich nehme mir vor, ganz doll aufzupassen. Und so sitze ich eines Tages während der Mittagspause in meinem Kinderzimmer und spiele ganz leise. Da fällt mir auf, wieviel Lärm die anderen Kinder auf der Straße machen. Ich öffne das Fenster und rufe ihnen zu:

„Nicht so laut! Meine Mama will schlafen!"

O je, da steht sie schon hinter mir. Denn natürlich war mein Rufen auch laut. Daran habe ich nicht gedacht. Ob sie nicht gehört hat, was ich gerufen habe?

„Ich wollte doch nur ..." versuche ich mich zu rechtfertigen. „Die Kinder waren so laut."

Es interessiert sie nicht. Ich bekomme eine saftige Strafe.

Überhaupt scheine ich ziemlich anstrengend zu sein.

Manchmal ermahnt mich Papa: „Du machst wieder Riesenwelle an Mamas Nervensträngen."

Oder Mama stöhnt: „Du bist ein Sargnagel für mich".

Ach du Schreck! Bin ich wirklich so gefährlich? Ich will nicht, dass Mama stirbt. Ich nehme mich sehr zurück. Wieder bin ich verkehrt.

Immer wieder plagt mich der Zweifel, ob sie mich wirklich wollen. Immer noch beschwert sich Mama, dass „mich niemand nimmt". Gelegentlich übernachte ich bei Oma Lilo, seltener auch mal bei Oma Gerda und Opa Erich. Auch Frau Bauer, eine langjährige Haushaltshilfe, holt mich manchmal übers Wochenende zu sich nach Hause. Dort gefällt es mir. Ich gehe mit den Kindern im Dorf an den Bach, dort sammeln wir Schnecken und kriechen durch einen Tunnel. Gründlich misslingt jedoch ein Wochenende bei Papas Verwandtschaft. Sie geben sich viel Mühe, aber ich kenne sie einfach nicht. Alles ist mir fremd. Ich weine solange, bis Mama und Papa mich wieder abholen.

Manchmal gehen die beiden auch abends aus. Ich weiß, dass sie höchstens zwei Stunden fortbleiben. Sie gehen ins Konzert oder hören sich einen Vortrag an. Aber ich habe immer viel Angst, wenn sie mich alleine lassen.

Manchmal habe ich den Verdacht, dass ich gar nicht zu Mama und Papa gehöre. Vielleicht haben sie mich damals bei der Geburt im Krankenhaus verwechselt und meine richtigen Eltern leben ganz woanders? Ich habe schon gelesen, dass so etwas passieren kann. Je länger ich über diese Zusammenhänge nachdenke, desto sicherer erscheinen sie mir. Als ich die Überlegung Mama gegenüber äußere, ist sie beleidigt. Sie ist sicher, dass ich nicht verwechselt wurde. Ich soll mich nicht mit so komischen Gedanken beschäftigen, sondern lieber etwas Sinnvolles tun. Sie schickt mich zum Zimmer aufräumen.

In den nächsten Tagen spiele ich mit meiner Freundin Andrea im Garten. Die Sonne strahlt am Himmel, die Vögel zwitschern, die ersten Tulpen blühen auf. Einer der ersten wunderbaren Frühlingstage. Plötzlich habe ich keine Lust mehr. Ich setze mich auf die Treppe zum Bunker. Irgendwie fällt mir nichts mehr ein. Die Welt ist grau geworden.

Andrea macht es gerade Spaß. „Du bist gemein."

„Nein, ich meine nicht, was wir spielen," versuche ich mich zu erklären. „Ich habe keine Lust mehr zu leben."

„Ach so..." Andrea sieht mich ratlos an. Das scheint sie nicht zu kennen.

„Es ist so anstrengend."

Sie setzt sich zu mir auf die Treppenstufen. Ein kleiner Marienkäfer hat sich auf mir niedergelassen. Wir beobachten, wie er versucht, von meinem Bein abzufliegen. Er pumpt, spannt die kleinen Flügel auf und startet schließlich.

„Komm, wir sammeln Käfer." Andrea lockt mich auf den Bunker. Ich lasse mich darauf ein. Hier fühle ich mich lebendig. Die Farben kommen wieder zurück.

Auch in diesem Jahr fahren wir in den Osterferien. wieder in den Schnee, nach Südtirol. Im letzten Jahr hat es uns allen dort gut gefallen. Nur die Fahrt dauert so lange. Es gibt eine neue Straße über die Alpen, aber Papa findet sie nicht. So müssen wir unterwegs übernachten. Am nächsten Tag kommen wir viel später an als geplant. Mama und Papa sind müde und wollen erst mal ihren Mittagsschlaf halten. Ich soll auch schlafen. Zunächst lasse ich mich brav ins Bett legen. Aber ich denke ja gar nicht daran. Ich will die Gegend erkunden.

Als die beiden eingeschlafen sind, ziehe mich wieder an, auch die warmen Schuhe und den Winteranorak. Vor dem Haus entscheide ich mich für den Weg in den Wald. Ich merke ihn mir gut. Schließlich will ich wieder zurück finden. Hänsel und Gretel sind mir eine Warnung.

Überall liegt Schnee. Auf dem Weg finde ich Tannenzapfen und dunkle Steine. Sie sehen anders aus als die Steine, die ich zuhause im Wald finde. Ich stapfe nach oben. Ein Eichhörnchen hüpft über die Zweige. Die kalte Luft schmerzt ganz hinten in der Nase. Ich bin alleine. Außer mir ist kein Mensch zu sehen. Die letzte Kurve auf den Hügel führt durch ein schattiges Gebiet mit niedrigen Büschen. Hier ist es spiegelglatt. Schneller als ich denken kann schlittere ich auf dem Eis den halben Hang hinunter. Ich kann mich nicht mehr halten. Unten rauscht der Gebirgsbach. O Schreck! Ich darf unter keinen Umständen weiter nach unten rutschen. Wie komme ich hier wieder raus?

Meine Hände krallen sich an ein paar niedrigen Pflanzen fest, die ich beim Rutschen freigelegt habe. Ich bete. Ich bete Sturm. Tatsächlich finde ich eine Tierspur. Auf meinen Knien folge ich ihr bis zum nächsten Baum. Von hier aus kann ich mich an Zweigen entlang hangeln, bis ich wieder oben auf dem Weg bin. Puh! Das ist nochmal gut gegangen.

Schnell laufe ich zurück. Ich bin nass, ich friere, ich habe Angst. Aber ich habe es geschafft. Und ich bin überzeugt, dass Gott mir geholfen hat. Jetzt schlüpfe ich gerne ins warme Bett. Mama bringt mir eine warme Schokolade. Niemand schimpft mit mir. Sie sind so froh, dass ich wieder da bin. Wo hätten sie mich auch suchen sollen?

Am nächsten Tag meldet Papa mich wieder in der Skischule an. Vormittags darf ich mit anderen Kindern auf den Berg fahren. Anfängerhügel war im letzten Jahr. In diesen Osterferien kann ich schon schwierigere Strecken bewältigen. Nachmittags nimmt mich Papa mit. Er freut sich über seinen neuen „Skikumpel". Nun ist er nicht mehr alleine unterwegs.

Am letzten Tag veranstaltet die Skischule ein „Gästerennen". Die Teilnehmer jeder Skischulklasse treten auf einer abgesteckten Strecke gegeneinander an. Ich bin Nummer vier. Die Schnellsten werden gewinnen. Ich rechne mir keine großen Chancen aus. Ich fahre zügig ohne Sturz, halte mich eng an die vorgegebene Strecke. Am Nachmittag findet schließlich die Siegerehrung in einer Skihütte statt. Als meine Klasse an der Reihe ist, wartet eine riesengroße Überraschung auf mich: Ich bin auf dem ersten Platz! Der Leiter der Skischule gratuliert mir persönlich und überreicht mir das goldene Skiabzeichen. Ich bin überwältigt. Noch kann ich es nicht glauben, dass mir das gelungen ist. Aber es stimmt. Meine Fahrzeit ist die kürzeste der ganzen Skiklasse. Ich bin mächtig stolz. Ich habe nicht nur mitmachen können, ich habe auch noch gewonnen.

Nach den Osterferien sollen wir einen Aufsatz über ein Ferienerlebnis schreiben. Ich schildere diesen meinen Sieg beim Skirennen. Anscheinend gefällt mein Werk der Lehrerin. Jedenfalls gehöre ich zu den drei Mädchen, die anschließend ihre Arbeit in der Jungenklasse vorlesen dürfen. Hier unterrichtet der Direktor selbst. Allein diese Tatsache beeindruckt mich sehr. Soweit ich weiß, fand solch ein Austausch bisher noch nie statt.

Das vierte Schuljahr ist nun bald zu Ende. Zum Abschied unternimmt unsere Klasse einen Ausflug in eine Streichholzfabrik. Ein Mitarbeiter führt uns durch die verschiedenen Abteilungen und erklärt uns alles. Zunächst liegen im Hof große Baumstämme. Nachdem die Rinde entfernt wurde, werden sie in verschiedenen Vorgängen solange zerkleinert, bis am Ende Streichhölzer entstehen. Das meiste geschieht automatisch. Am Ende stecken die Hölzchen auf einer Walze. Wenn diese sich dreht, tauchen sie für einen kurzen Moment in eine rote Flüssigkeit ein, die in einer großen Wanne unter der Walze steht. Dadurch bekommen alle ihren roten Zündkopf. Diese Idee gefällt mir besonders gut. Anschließend werden sie in kleine Schachteln verpackt. Wenn Mama einkaufen geht, bringt sie genau diese Schachteln nach Hause. Wir zünden dann damit unsere Kerzen an.

Nach der Besichtigung sitzen wir in einem großen Raum zusammen. Wir bekommen Bluna und sprechen noch darüber, was wir gesehen haben, dürfen Fragen stellen. In diesem Raum steht auch ein Klavier. Da hat die Lehrerin eine Idee. Sie fragt mich, ob ich etwas vorspielen möchte. Ich bin die Einzige in meiner Klasse, die das kann. Klar möchte ich. Ich habe gerade „Für Elise“ auswendig gelernt. Das spiele ich den anderen vor. Es wird ein Volltreffer. Sie klatschen.

Diese Erfolge sind Balsam für mein Selbstbewusstsein. Der Verdacht, vielleicht bei der Geburt verwechselt worden zu sein, tritt etwas in den Hintergrund.

Außerdem habe ich inzwischen herausbekommen, dass nicht alle Mütter Mittagsschlaf halten. Unsere Nachbarin setzt sich zum Beispiel zur Mittagspause auf den Balkon und liest ein Buch. Die Kinder müssen auch nicht leise sein. So geht es also auch.

Meine sportlichen Leistungen bleiben jedoch in der Regel weiterhin hinter dem Mittelmaß zurück. Nach wie vor fällt mir das Schulturnen schwer.

Bis heute ist mir nicht klar, ob man mich schonen oder meinen Notenschnitt nicht verderben wollte – bei der nächsten Nachuntersuchung in München wurde ich jedenfalls vom Turnunterricht befreit.

16. Juli 1968

Nun ist meine Grundschulzeit beendet. Der Schulwechsel steht an. Meine Eltern haben das humanistische Gymnasium in der Stadtmitte für mich ausgesucht. Ich bin so froh, dass Andrea auch dorthin gehen wird. Hoffentlich kommen wir in dieselbe Klasse.

Ich erobere die Welt – oder lieber doch nicht?

28. August 1968

In der neuen Klasse sind wir vierzig Kinder, Jungen und Mädchen. Zum Glück sitze ich wieder neben Andrea. Alle unsere Antennen stellen wir heute auf Empfang.

Mein Kopf brummt von all den neuen Worten und Fächern, die hier auf mich warten. Was verbirgt sich zum Beispiel hinter Biologie oder Latein?

Spätjahr 1968

Ich fahre jeden Tag mit der Straßenbahn zur Schule. Mama erklärt mir, welche Linien dorthin fahren und wie unsere Haltestelle heißt. Am liebsten mag ich die alten Bahnen mit Holzplanken und -sitzen. Dafür gehe ich morgens auch schon mal ein paar Minuten früher los. Leider fahren sie nur noch selten. Mit meiner Monatskarte kann ich mich im ganzen Stadtgebiet frei bewegen. Ich entdecke die Welt, unternehme „Strassenbahn-Ausflüge" durch die Stadt oder bleibe bis zur Endhaltestelle sitzen.

Dort wohnt Elvira aus meiner Klasse. Sie hat kleine Sommersprossen auf der Nase und immer einen flotten Spruch parat. Sie gefällt mir und ich versuche, Kontakt mit ihr aufzunehmen. So frage ich sie öfters nach den Hausaufgaben. Nach einer Weile ist sie allerdings genervt und meint, ich hätte wohl nicht aufgepasst. Schade. Sie befreundet sich später mit einem anderen Mädchen. Wie gewinnt man eine Freundin?

In der Schule komme ich gut mit. Der Stoff fällt mir leicht. Die Unruhe im Klassenzimmer kann ich allerdings nicht so gut verkraften. Ununterbrochen prügeln sich Jungen, zanken sich Mädchen, rennt jemand durch den Raum. Nicht alle Lehrer haben die Lage im Griff. Immer wieder gerate ich in einen Streit oder ins Handgemenge. Plötzlich bin ich mittendrin. Meistens weiß ich gar nicht, wie das passiert ist. Ich bekomme häufig Strafarbeiten oder verpatze Überraschungstests, die Aufmerksamkeit erfordert hätten.

Mein neues Leben nimmt mich in Anspruch. Auch Andrea hat noch einen Platz darin, wenn auch nicht mehr so uneingeschränkt. Die Welt lockt mit ihren Abenteuern. Ich werde groß. Offensichtlich finden das auch Mama und Papa.

In diesem Jahr gibt Mama die Geschichte vom Christkind endgültig auf. Am Samstagnachmittag vor dem ersten Advent darf ich helfen, das Haus weihnachtlich zu schmücken. Papa holt die Kisten aus dem Keller, in denen die Dekoration verpackt ist. Gemeinsam verteilen wir Sterne, den Rauschgoldengel und den Adventskalender an ihre angestammten Plätze. Die „Spritzensterne“ mag ich immer noch nicht, aber sie fühlen sich nicht mehr so gefährlich an.

In diesem Jahr schenkt mir Papa zu Weihnachten einen neuen Wecker. Mit seinem weißen viereckigen Plastikgehäuse sieht er sehr modern aus. Wenn Papa das Kabel in die Steckdose steckt, leuchtet das Zifferblatt. Die schwarzen Zeiger und Zahlen, den roten Weckanzeiger kann ich also auch im Dunkeln gut sehen. Dieses moderne technische Gerät soll meinen kleinen grünen Wecker ersetzen. Ich muss zugeben, dass sein rundes Metallgehäuse abgegriffen und abgelutscht aussieht. Stellenweise fehlt die Farbe. Aber der kleine grüne Wecker ist mir vertraut. Ich weiß, wie er riecht und schmeckt, wie er sich anfühlt. Wenn ich das Licht lösche, fluoreszieren seine Zeiger grün. Papa hat mir erklärt, sie hätten „Licht getankt". Dann leuchten sie auch im Dunkeln. Wie oft habe ich unter der Bettdecke die Zeit abgelesen! Darauf war ich immer stolz. Vielleicht stand er sogar an meinem Bett in München, als ich operiert wurde? Dort habe ich nämlich gelernt, die Uhr zu lesen. Und nun soll ich ihn gegen dieses unpersönliche weiße Ding eintauschen? So habe ich mir das Großwerden nicht vorgestellt. Als ich am Weihnachtsabend im Bett liege, weine ich noch lange um meinen kleinen grünen Freund.

In diesem Jahr darf ich auch zum ersten Mal an Silvester aufbleiben. Mama richtet ein festliches Abendessen, wir ziehen unsere feinen Kleider an. Ob es mir heute gelingt, auf den alten Stühlen nicht zu hampeln? Papa gerät ins Erzählen über seine Zeit in Russland. Ein Hauch aus einer fremden, bedrohlichen Welt streift meine Kinderseele. Krieg und Gefangenschaft kann ich mir nicht vorstellen. Heute vor zwanzig Jahren ist Papa wieder nach Hause gekommen.

Kurz vor zwölf Uhr schenkt er den Sekt aus. Heute darf auch ich einen kleinen Schluck trinken. Dann schaltet er das Radio ein.

„Zehn, neun, acht, sieben, sechs, fünf, vier, drei, zwei, eins" -

1969

„Prost Neujahr."

„Alles Gute im Neuen Jahr."

Die alten, schweren Sektgläser klingen beim Anstoßen tief und voll. Nur zu besonderen Gelegenheiten holt Mama sie aus dem Schrank. Der Sekt prickelt durch meine Kehle und wärmt mich von innen. Lecker!

Draußen wird schon geknallt. Papa und ich laufen schnell vors Haus, Mama sieht durchs Fenster. Ein paar Jungen zünden

Knallfrösche. Papa hat eine Leuchtrakete gekauft. Sie ergießt sich in lila und grün über den Nachthimmel. Auch einige Nachbarn fabrizieren farbenprächtige Leuchtfeuer. Zum ersten Mal treffe ich sie nachts auf der Straße. Alle reden miteinander, lachen, wünschen sich ein gutes neues Jahr. Ab jetzt will ich immer an Silvester aufbleiben.

Erneut attestierte mir der Amtsarzt eine Minderung der Erwerbsfähigkeit von 50% (Bescheinigung vom 17. Januar 1969).

Staatl. Gesundheitsamt — Ludwigshafen, den 17.1.69

Tgb.Nr. Ie Dr.Tr/Me

Amtsärztliche Bescheinigung

Herr/Frau/Fräulein Kind geb. am 9.4.1959
wohnhaft in Ludwigshafen/Rh.,
wurde heute von mir untersucht. Infolge einer bestehenden Reststenose bei operiertem angeborenem Herzfehler

liegt - eine dauernde Einbuße der körperlichen Beweglichkeit - xxxxxxxxxxxxxxxxxxxxxxxxxxxxxxx - vor - xxxxxxxxxx -x)
Die dauernde Einbuße der körperlichen Beweglichkeit ist - äußerlich erkennbar - xxxxxxxxxxxxxxxxxxxxxxxxxxxx -x).
Die Minderung der Erwerbsfähigkeit beträgt seit Jahren xx 50 % v.H (seit 19 v.H.). Sie beruht - nicht - überwiegend auf Alterserscheinungen.
Der Körperbehinderte ist - xxxxxxxxxxxxxxxxxxxxx - nicht ständig so hilflos -, daß er nicht ohne fremde Wartung und Pflege bestehen kannx).
Eine Nachuntersuchung ist - xxx zunächst bix xxxxxxxxxxxxx - nicht erforderlich -x).

Bei Bemessung der Minderung der Erwerbsfähigkeit sind die "Anhaltspunkte für die ärztliche Gutachtertätigkeit im Versorgungswesen" zu Grunde gelegt. Dabei ist von dem Umfang der verbleibenden Arbeitsmöglichkeit im allgemeinen Erwerbsleben ausgegangen worden.

Die Begutachtung gilt nur für einkommensteuerliche (lohnsteuerliche) Zwecke.

Der Amtsarzt
I.A.

Gesundheitsamt in Ludwigshafen/Rhein

Dr.Med.

6 -

G 281
E 271

x) Nichtzutreffendes streichen!
37 (Koblenz 1161)

Einige Wochen später erhalte ich mein erstes Zwischenzeugnis im Gymnasium. An meinen Fachnoten gibt es nichts zu mäkeln. In Betragen und Mitarbeit habe ich allerdings schlechte Noten bekommen.

Papa und Mama, Opa Paul und Oma Lilo machen strenge Gesichter. Sie kürzen mir das Taschengeld, bis meine Noten im Betragen besser werden. Ich weiß gar nicht, wo das Problem liegt. Ich gehe gerne in die Schule. Eigentlich finde ich mich eher brav. Ich hätte lieber noch mehr Spielkameraden, noch mehr Gelegenheiten, mich auszuprobieren. Was könnte ich denn verändern? Soll ich etwa noch stiller werden?

Nach dem Zwischenzeugnis bestellt mein Klassenlehrer Mama und Papa in seine Sprechstunde. O weh! An einem Samstag nach der großen Pause sehe ich sie zusammen im Elternsprechzimmer verschwinden. Mama trägt ein schickes Kostüm mit Hut, Papa einen Anzug. Ich fürchte mich. Was wird nun wieder auf mich zukommen?

Zuhause erzählt mir Mama von dem Gespräch. Der Lehrer habe mein Verhalten folgendermaßen auf den Punkt gebracht:

"Wo Eva ist, ist Unruhe."

Mit Ermahnen und Strafarbeiten sei mein Bewegungsdrang nicht in den Griff zu bekommen. Mama habe dem Lehrer dann meine Geschichte erzählt und um sein Verständnis für mich geworben.

Ich bin beeindruckt. Sie ergreift richtig Partei für mich. Das hätte ich ihr gar nicht zugetraut.

Wahrscheinlich sollte ich einfach ein braves, normales Mädchen werden und die Vergangenheit hinter mir lassen. Aber so einfach war das nicht. Insbesondere meine Mutter konnte es auch nicht. Mein Vater schon eher. Viele Jahre später erinnerte sich meine Mutter noch mitfühlend und ein wenig hilflos an diese Zeit: „Du warst damals so motorisch."

Nachdem ich mich endlich bewegen kann und darf, habe ich einiges nachzuholen. Jedenfalls geht mein Klassenlehrer nach diesem Gespräch viel verständnisvoller mit mir um. Mama und Papa auch. Ich bin erleichtert.

Noch immer bringen mich meine Eltern zu verschiedenen Ärzten. Beim Kinderarzt, im Deutschen Herzzentrum in München, beim Amtsarzt werde ich vermessen, EKGs werden geschrieben, Menschen in weißen Kitteln diskutieren mit Mama und Papa. Sie wirken erleichtert und zufrieden. Ich lasse es geschehen. Wenigstens tut es nicht mehr weh.

Einmal bin allerdings ich unzufrieden. Wegen irgendeiner Bescheinigung sitzen Mama und ich im Gesundheitsamt. Ich muss mich ausziehen, ein fremder Arzt guckt mich von oben bis unten an. Das ist mir peinlich. Ich bekomme nämlich gerade Busen. Dann meint er auch noch, ich hätte mich schön entwickelt.

So ein Idiot! Da gehe ich nie wieder hin. Zum Glück muss ich das auch nicht. Die Zeiten der vielen Spritzen sind vorbei.

Wieder beginnen die Osterferien. Mamas Onkel stellt uns sein Appartement in den Schweizer Bergen zur Verfügung. Ich bin mal wieder krank. Vor kurzem habe ich ein Buch gelesen, in dem jemand an Tuberkulose stirbt. Ich will nicht mehr krank sein. Ich will nicht mehr kämpfen. Bestimmt habe ich auch Tuberkulose. Ich will auch sterben.

„So ein Quatsch!"

Mama redet es mir energisch aus. Sie ist völlig sicher, dass ich keine Tuberkulose habe.

„In ein paar Tagen kannst du wieder Ski fahren."

Ich bin überrascht, denn diese Entschiedenheit kenne ich nicht bei ihr, wenn ich krank bin. Aber sie hat recht. Nach ein paar Tagen fahre ich tatsächlich wieder Ski.

An meinem zehnten Geburtstag fahren wir mit der Bergbahn auf den höchsten Berg des Skigebiets. Diese teure Fahrt leisten wir uns nur zur Feier meines Geburtstags. Ich bin sehr beeindruckt. Noch nie war ich auf einem so hohen Berg. Die Sonne hat ein Geburtstagsstrahlen aufgelegt. Weiß und blau leuchten mir andere Gipfel entgegen. Von hier aus kann ich fast über die ganze Schweiz sehen. Soviel schöner ist die Welt, als ich dachte. Mama bestellt Rüblikuchen und heiße Schokolade für mich. Anschließend nimmt mich Papa auf Skiern mit hinunter ins Tal. Ein bisschen schwierig ist das noch für mich, aber es gelingt. Alle sind stolz auf mich. Das Leben macht mir wieder Spaß. Jetzt bin ich „zweistellig“. Wahrscheinlich werde ich doch noch groß.

In den Sommerferien wartet eine weitere Herausforderung auf mich. Ohne Mama und Papa soll ich in den Schwarzwald fahren. Dort ist die Luft viel besser als bei uns in der Stadt. Außerdem finden Papa und Mama es wichtig, dass ich „unter Kinder komme“. Sie wählen eine Kinderfreizeit der Firma für mich aus.

Aber auch hier zeigt sich, dass ich noch nicht gut mit Gleichaltrigen umgehen kann. Ich weiß nicht, wie man Freundschaften schließt. Passiert das einfach oder kann ich dafür etwas tun? So schließen andere Mädchen Freundschaft und ich bin übrig. Manche wenden sich auch gegen mich und wollen mich ärgern. Ich kann mich nicht wehren. Schließlich soll ich brav sein und mich gut benehmen. Wie passt das alles zusammen? Diese Ferien entmutigen mich wieder. Ich finde es schwierig, „unter Kindern“ zu sein.

1970

Die Freundschaft mit Andrea tröstet mich über diese Erfahrung hinweg. Auch Susie ist immer noch meine große Hoffnung. Bald kommt sie aus Amerika zurück. Endlich. Vier Jahre habe ich darauf gewartet. Sie zieht mit ihrer Familie wieder in die Siedlung. Ich freue mich sehr auf sie.

Das Wiedersehen enttäuscht uns allerdings beide. Susie spricht oft englisch und hört immer so komische Musik. Außerdem hat die Familie noch einen kleinen Jungen aufgenommen. Als ich ihm helfen will, seine Schuhe zu binden, verbietet Susie es mir. Ihre Mama ist der Meinung, das müsse er selbst lernen. Mit kleinen Brüdern kenne ich mich nicht aus. Susies Entwicklung der letzten Jahre kann ich nicht nachvollziehen. Nach ein paar Wochen verliert sich der Kontakt. Wir können nicht mehr anknüpfen. Schade.

In den kommenden Monaten warten noch weitere Veränderungen auf mich.

„Fräulein Fitzek macht zu“, erzählt Papa eines Abends beim Essen.

Wie? Den kleinen Milch- und Käseladen soll es nicht mehr geben? Ich bin irritiert.

„Wo kaufen wir denn dann ein?“

„An der Ecke öffnet bald ein Konsum, da kann man sich die Sachen selbst aus dem Regal holen.“

Das kann ich mir nicht so richtig vorstellen. Aber Papa meint, das kommt aus Amerika und dort funktioniert es schon lange.

Ein paar Wochen später ist der Laden tatsächlich verschlossen, die Schilder abmontiert, nichts steht mehr im Schaufenster. Auf den Treppenstufen sitzen junge Männer. Sie kommen aus Jugoslawien und sprechen nur ein paar Worte deutsch. Einer von ihnen will sich gleich mit mir verabreden. Aber Papa verbietet es mir kategorisch – für heute und immer. Warum er da nur so streng ist?

Da ich evangelisch bin, kommt nun auch für mich bald die Zeit der Vorbereitung auf die Konfirmation. Meine Freundin Anne aus dem Nachbarhaus hat sich schon angemeldet. Mein Jahrgang ist eigentlich erst nächstes Jahr an der Reihe. Aber ich möchte gerne mit Anne zusammen hingehen. Mama und Papa haben zugestimmt. So besuche ich nach den Sommerferien den Präparandenunterricht in meiner Kirchengemeinde.

Zunächst einmal lernen wir gar nichts über die Bibel. Wir sollen etwas Persönliches mitteilen. Vielleicht finden wir dabei auch Neues heraus? Pfarrer Berghof verteilt Bilder auf dem Tisch des Unterrichtsraums. Mit einem davon sollen wir uns der Gruppe vorstellen. Intuitiv wähle ich ein Schneckenhaus. Dann erschrecke ich. Vielleicht ist das ja falsch? Zu meiner Überraschung folgt jedoch keine moralische Belehrung. Der Pfarrer ist im Gegenteil sehr einfühlsam. Im Lauf der nächsten Monate bringt mich sein Verständnis tatsächlich dazu, ein wenig von mir zu erzählen. Ich weiß ja noch nicht, ob ich das darf. Früher schien es mir jedenfalls verboten. Ich muss gegen ein Tabu verstoßen. Vielleicht geschieht dann etwas Schreckliches? Eine Explosion oder so? Meine ersten zaghaften Versuche, mich in der Gruppe sichtbar zu machen, enden jedenfalls nicht in einer Katastrophe. Meine Risikobereitschaft wächst.

1971

Kurz vor dem Ende des Präparandenjahres überträgt uns Pfarrer Berghof die Aufgabe, einen Teil des Seniorennachmittags zu gestalten.

Die Mädchen wollen eine Modenschau durchführen. O Schreck! Mit Mamas selbstgenähten Sachen kann ich da nicht mithalten. Aber das muss ich auch gar nicht, denn die Gruppe bestimmt mich zur Moderatorin. Ich soll ein Mikrofon bekommen und so lange reden, bis die anderen sich umgezogen haben. Dann soll ich ihre Klamotten im Werbejargon beschreiben, während sie auf einem selbst gebastelten Laufsteg vor den Leuten herumstolzieren. Halten sie mich dafür für geeignet? Nach ein paar Bedenken lasse ich mich darauf ein. Zu meiner eigenen Überraschung kann ich tatsächlich lange genug reden und Sachen anpreisen, die ich noch nie gesehen habe. Es macht mir richtig Spaß. Sogar die Senioren loben mich am Ende.

Eines Tages komme ich allerdings fast nicht in der Präparandenstunde an. Gerade noch gelingt es mir, eine gefährliche Situation abzuwenden.

Jeden Tag begegne ich demselben Mann auf meinem Schulweg. Mama hat mir beigebracht, Erwachsene höflich zu grüßen. Ich grüße ihn also. Kurz vor dem Unterricht treffe ich ihn vor einer Bäckerei. Er lädt mich zum Kaffee ein. Ich traue mich nicht, nein zu sagen. Er heißt Ludwig und will unbedingt mit mir in den Wald fahren. Sein Auto steht vor der Tür. Schließlich reiße ich mich doch los. Ich muss doch zur Kirche.

Als ich die Geschichte am Abend Mama und Papa erzähle, erschrecken sie sehr. Mama erklärt mir, was Männer von jungen Mädchen wollen könnten. Sie geht sogar mit mir zur Polizei. Die Polizistin lässt sich die Geschichte erzählen, dann schaut sie mich mit großen Augen an.

„Warum kannst du dich eigentlich nicht wehren?" fragt sie mich.

Darauf weiß ich keine Antwort. Ich habe doch nur höflich gegrüßt. Hätte ich mich wehren sollen?

In den nächsten Wochen gehe ich einen anderen Weg von der Haltestelle nach Hause. Ludwig treffe ich nicht mehr.

Inzwischen bin ich nicht mehr so zapplig. Irgendwann wurde es von selbst besser. Wie und warum kann ich nicht sagen. Die Orientierungsstufe im Gymnasium habe ich ohne Schwierigkeiten hinter mich gebracht. Andrea hat es leider nicht gepackt. Im neuen Schuljahr wird sie die Realschule besuchen. Ich bin nun in der Klasse etwas besser integriert, so dass ich auch ohne sie zurechtkommen kann. Auch meine Zeugnisnoten in Betragen und Mitarbeit entsprechen wieder den Erwartungen der Erwachsenen. Ich bekomme wieder das ganze Taschengeld.

Ganz besonders freue ich mich in diesem Jahr auf die Sommerferien. Mama verspricht mir, dass wir nach Italien ans Mittelmeer fahren. Dafür bekomme ich sogar einen Bikini. Als es endlich soweit ist, genieße ich die Tage in vollen Zügen. Von morgens bis abends kann ich baden, schnorcheln oder Muscheln suchen. Im Hotel finde ich tatsächlich eine Urlaubsfreundin, mit der ich durch die Geschäfte streife. Während unsere Eltern sich eine Mittagspause gönnen, investieren wir unser Taschengeld in Eis und große Muscheln, in denen wir das Meer rauschen hören. Wir lästern über „unsere Alten" und fühlen uns schrecklich erwachsen.

Danach beginnt ein neues Schuljahr. Ich komme in die siebte Klasse. Und meine Mutter beginnt wieder zu arbeiten. Mit einigen wenigen Wochenstunden vertritt sie eine andere Lehrerin, die ein Kind bekommen hat. Gemeinsam mit meinem Vater hat sie einen neuen Schreibtisch gekauft und eine Büroecke für sich eingerichtet. Dort sitzt sie häufig und bereitet ihren Unterricht vor. Ich darf sie nicht mehr so oft stören. Zunächst finde ich das schwierig, aber ich gewöhne mich schnell daran.

Anne und ich rücken in den Status der Konfirmanden auf. Bis zur Konfirmation sollen wir regelmäßig den Gottesdienst besuchen. Dafür haben wir uns die Abendandacht am Mittwoch ausgesucht. Dort treffen wir auch andere aus unserer Gruppe. Immer predigt Pfarrer Berghof. Oft stimmt er Themen und Texte auf uns Jugendliche ab.

Eines Abends spricht er tatsächlich über eine Frage, die ich meiner Mutter gestellt habe:

Warum soll ich gut in der Schule sein, wenn mich dann keiner mag?

Sie hat es ihm wohl bei einem seiner Besuche erzählt. Ich bin überrascht, denn ich habe nicht damit gerechnet, dass sie meine Frage wichtig finden könnten. Ich fühle mich ernst genommen.

Für Anne liegt der Reiz der Abendandacht darin, abends „ausgehen" zu dürfen. Na ja, sie ist ja auch eineinhalb Jahre älter als ich. Sie zieht sich immer schick an. Auf dem Heimweg möchte sie dann einen Umweg machen. Dabei hofft sie, einen bestimmten Jungen zu treffen. Leider gelingt das aber nie.

Ich interessiere mich noch nicht für Jungen. Ich suche in den Gottesdiensten nach Antworten. Meine kindliche Glaubensgewissheit hat Risse bekommen. Auch mein Verstand möchte einbezogen werden. Was kann ich glauben? Was kann ich wissen? Ich betrachte den Konfirmandenunterricht, die Gottesdienste als Chance, Antworten zu finden. Meine Mutter hat mir erklärt, dass ich mit der Konfirmation meine Taufe als Säugling bestätige.

Woher kann ich wissen, ob ich das will?

In meinem Herzen ist noch das Gefühl von Gottes unmittelbarer und tröstlicher Gegenwart. Aber es verbindet sich nicht mehr so selbstverständlich mit den biblischen Geschichten wie noch in der Volksschule. Ich bin auf der Suche. Ich meine es ernst. Eigentlich bin ich der Meinung, dass Menschen sich einen Gott basteln, weil sie ihn brauchen. So sehen das viele in der Gruppe. Ich finde es völlig in Ordnung. Ich habe jedoch auch eine eigene Geschichte mit Gott.

Hier lerne ich einen neuen Zugang zum Glauben kennen. Pfarrer Berghof spricht oft über Politik. Meinen Eltern gefällt das nicht. Von Politik wollen sie nichts wissen. Vermutlich hat das mit dem Krieg zu tun. Darf man Glauben und Politik verbinden? Und was hat das alles mit dem Christkind zu tun, mit diesem heiligen Moment, als es mir so persönlich begegnete? Diese Fragen kann ich noch nicht lösen. Ich nehme alles interessiert auf, aber ich halte Abstand. Wie Puzzleteile liegen Erfahrungen, Meinungen und biblische Geschichten unverbunden nebeneinander. Noch ergibt sich kein Bild.

Gewiß liegt das auch an den Gefühlsschwankungen meiner beginnenden Teenagerzeit. Wer bin ich? Wohin möchte ich mich entwickeln? Und ist das gut so? Oft kann ich nichts mit mir anfangen, habe keine eigenen Ideen. Ich brauche Anregung von außen. Gerne nehme ich Bücher, die meine Mutter mir gibt, aber ich bringe es nicht fertig, selbst für Lesestoff zu sorgen. Manchmal darf ich fernsehen. „Bonanza", „Lassie" oder „Unser trautes Heim" fesseln für einige Zeit meine Aufmerksamkeit. Danach ist wieder alles beim Alten. Mir fällt einfach nichts ein. Nichts passt so richtig. Einen quälenden Winter lang ist es mir immer entsetzlich langweilig.

26. März 1972

Heute ist der große Tag gekommen. Ich soll konfirmiert werden.

Meine Mutter hat mir ein kurzes schwarzes Kleid genäht. Die Vorbereitungen sind abgeschlossen. Dem Alphabet nach müsste ich neben Christel sitzen. Sie hat aber nur Mode und Geschenke im Kopf. Glaube ist ihr nicht wichtig. Ich befürchte, dass sie mir den Ernst der Feier verdirbt. So habe ich gebeten, neben Anne sitzen zu dürfen.

„Wie ist das denn für euch, wenn ich jetzt so groß bin?" will ich beim Frühstück noch wissen.

„Schön", nickt mein Vater zustimmend.

Meine Mutter seufzt. „Das ist der Lauf der Dinge."

Ich schließe daraus, dass es wohl schon in Ordnung geht, erwachsen zu werden. Inzwischen sind Großeltern und Paten gekommen. Evelyn und Rainer sind gerade mit ihrem Vater und Tante Monika irgendwo weit weg.

Vor dem Gottesdienst soll ich meine Geschenke anschauen. Auf dem Gabentisch liegt Silberbesteck für meine Aussteuer und echter Schmuck. Das befremdet mich. Was soll ich mit diesen wertvollen Sachen anfangen? Meine Mutter meint, ich wachse da noch rein. Aber irgendwie will ich das nicht.

Ich dachte, bei der Konfirmation geht es um Gott?

Noch zu Beginn des Gottesdienstes trage ich diese Diskrepanz mit mir herum. Die Kirche hat sich heute mit sehr vielen Menschen gefüllt. Manche müssen stehen. Wir Konfirmanden sitzen in den ersten Reihen. Auch heute fasziniert mich wieder das große Wandmosaik hinter dem Altar. Wie oft habe ich schon darüber gestaunt! Auf goldenem Hintergrund sind Engel mit sechs Flügeln dargestellt, Seraphim. Der Prophet Jesaja soll ihnen begegnet sein. Wie sich das wohl anfühlt? Spannend? Schrecklich? Oder vielleicht auch tröstlich?

Später stehen wir Konfirmanden vor dieser Wand. Ob die Engel heute zuschauen? Pfarrer Berghof segnet uns einzeln mit einem persönlichen Bibelvers, dem „Konfirmationsspruch". Für mich hat er die „Jahreslosung 1972" ausgesucht – einen Bibelvers, der in der Kirche als Leitvers des jeweiligen Jahres gilt.

„Wir verkündigen nicht uns selbst, sondern Jesus Christus als den Herrn."[19]

Ich bin enttäuscht. Gerade entdecke ich mich selbst, habe mein Schneckenhaus probeweise verlassen und jetzt bin ich schon wieder nicht wichtig, überflüssig, falsch? Ich denke an die Begegnung mit dem Christkind im Krankenhaus. Damals hat es mich ganz persönlich besucht, nichts war wichtig außer ihm und mir. Heute kann ich die Verbindung nicht herstellen.

Nach dem Gottesdienst gehen wir alle miteinander festlich essen. Meine Eltern geben sich große Mühe, diesen Tag würdig zu gestalten. Mein Vater und Opa Erich halten sogar Tischreden. Ich bin irritiert, dass es darin nicht um Gott, sondern vielmehr ums Erwachsenwerden geht. Langsam hege ich den Verdacht, dass die Erwachsenen auch nicht über Gott Bescheid wissen.

Warum sollte ich dann konfirmiert werden?

An diesem Tag gehe ich mit vielen offenen Fragen zu Bett. Ich bin (fast zu) reich beschenkt worden, eingesegnet, für erwachsen(er) erklärt, „aus der Schule gekommen", gesendet, aber wohin?

---

19 Bibelzitat aus dem 2. Brief an die Korinther Kapitel 4, Vers 5

1972

Die bevorstehenden Osterferien katapultieren mich wieder in die Realität meines Schülerlebens. Die Puzzleteile meiner Glaubensfragen bleiben weiterhin unverbunden.

Wieder dürfen wir die Ferienwohnung vom Onkel meiner Mutter in der Schweiz benutzen. In diesem Jahr lerne ich Schlittschuhlaufen. Auch sie startet erste Versuche an der Hand meines Vaters. Fröhlich und langsam drehen sie ihre Runden. Jeden Tag verbringen wir zusammen auf der Eisbahn. Bei einer Lehrerin lerne ich rückwärts fahren, Walzerschritt und Pirouetten. Die warme Aprilsonne erlaubt schon kurze Ärmel, im Eisstadion erklingt flotte Musik – die Welt hinter der Bande versinkt, täglich hadere ich mit den viel zu kurzen Öffnungszeiten.

Eines Nachmittags landen wir beim Tanztee im Kurhaus. Meine Eltern locken mich mit Kuchen, eine kleine Kapelle spielt Jazzmusik. Einige Paare bewegen sich schon auf der Tanzfläche. Ein junger Mann kommt zu unserem Tisch und fordert mich zum Tanzen auf. Meine Mutter guckt erschrocken. Ich kann das doch noch gar nicht! Aber ich habe keine Bedenken. Schließlich habe ich auf der Schlittschuhbahn schon viel geübt und außerdem trage ich heute meine grüne Bluse. Sie liegt eng an und bringt meine beginnenden Formen gut zur Geltung. Der picklige Angsthase, der ich auch manchmal bin, hat darin keinen Platz. Ich halte mich gerade und setze die Schritte im Takt. Ich bin überzeugt, dass meinem Tänzer nichts aufgefallen ist. Auch mein Vater meint, ich hätte den Test bestanden.

Überhaupt fällt mir allmählich auf, dass es auch Jungen und Männer auf der Welt gibt und dass sie irgendwie anders sind. Interessant? Komisch? Langweilig? Oft kann ich es nicht entscheiden. Nach den Sommerferien beginnt ein neuer Englischlehrer an unserer Schule, Herr Betz. Er unterrichtet auch unsere Klasse. Wenn er lacht – und er lacht häufig -, bilden sich lustige

Grübchen in seinem Gesicht und seine weißen Zähne blitzen. Mit tiefer Stimme und britischem Akzent erzählt er interessante Geschichten aus dem Alltag in England. Wir erfahren zum Beispiel, wie es sich anfühlt, im Linksverkehr die Straße zu überqueren. Ich könnte ihm stundenlang zuhören. Irgendwann fällt mir auf, dass ich häufig von ihm träume. Ich bin verwirrt, möchte mich verstecken, dann aber auch wieder auffallen. Ich weiß selbst nicht, ob mir meine Träume gefallen oder nicht, jedenfalls kann ich sie nicht steuern. Englisch wird mein Lieblingsfach, ich büffele ordentlich für gute Noten. Das gelingt mir auch bald. Schriftlich sammle ich Einser-Bewertungen ein, mündlich meistens auch. Eines Tages überzeuge ich meinen Vater endlich davon, die Elternsprechstunde von Herrn Betz zu besuchen und sich nach mir zu erkundigen.

Als er zurückkommt, ist mein Vater irritiert. Er berichtet mir alles ganz genau.

„Herr Betz hat dich sehr gelobt. `Endlich mal eine Schülerin, bei der es nichts auszusetzen gibt – begabt und fleißig´“, zitiert er ihn.

„Aber sag mal“, er runzelt die Stirn, „das ist ja ein behinderter Mann. Es sieht aus, als hätte er mal Kinderlähmung gehabt.“

Mein Gesicht wird heiß und vermutlich knallrot. „Ich weiß nicht...“

Mit Krankheiten kenne ich mich nicht so aus.

Ich finde Herrn Betz einfach nur klasse. Aber er tut mir auch leid. Er kann nicht gut laufen. Und tanzen vermutlich schon gar nicht.

Mein Vater mustert mich aufmerksam. „Gefällt er dir deswegen so gut?“

Tatsächlich haben Herr Betz und ich etwas gemeinsam.

Wir wissen beide, wie es ist, ein krankes Kind zu sein.

Er hat seine Behinderung inzwischen bewältigt und in sein Leben integriert. Er ist ein ernsthafter, aber auch fröhlicher Mensch geworden. Das erfasse ich intuitiv in seinem Verhalten, seiner Mimik, seiner Persönlichkeit. Es gefällt mir. Es ermutigt mich. Ich kann nicht genug davon bekommen.

Ich habe meine Krankheit überstanden, aber ich ringe noch mit der Bewältigung. Wie soll ich meine schlimmen Erfahrungen in ein Lebenskonzept einordnen? Für diese Fragen fehlen mir die Worte. Bei Herrn Betz kann ich jedoch täglich beobachten, wie man mit einer Erkrankung leben und das Leben trotzdem lieben kann. Mit der schwärmerischen Verliebtheit meiner Teenagerseele versuche ich diese Lebensklugheit für mich fruchtbar zu machen. Meine guten Englischzensuren sind dabei eher ein willkommener Nebeneffekt.

1973

Seit meine Mutter wieder arbeitet, suchen meine Eltern nach einem Haus. Ich verstehe gar nicht, warum es ihnen in der Siedlung nicht mehr gefällt. Plötzlich sind die Fenster zu klein und die Zimmer zu dunkel. Das ist mir noch nie aufgefallen. Vor ein paar Monaten haben sie in einem Nachbarort eins gefunden, das sie umfangreich umbauen wollen. Sie sind Feuer und Flamme, sehen das fertige Objekt schon vor ihrem inneren Auge. Mein Vater verbringt jede freie Minute auf der Baustelle, meine Mutter näht Gardinen und kocht Vorräte für die Arbeitstage im Haus.

Ich will nicht umziehen. In der Siedlung wohnen meine Freundinnen, ich liebe die beiden schlanken Birken in unserem Vorgarten, jede Ecke ist mir vertraut. Aber ich werde mal wieder nicht gefragt. Nur bei der Gestaltung meines zukünftigen Zimmers darf ich mitentscheiden. Meine Mutter erzählt mir, dass einige Freundinnen auch umziehen und wir uns dann alle dort treffen werden.

Immer wieder muss ich helfen. Notdürftig erwärmt ein kleiner Heizlüfter das Zimmer, in dem gerade gearbeitet wird. Kaputte Mauersteine, Tapetenreste, abgeschlagene Kacheln scheinen kein Ende zu nehmen. Mein Vater fühlt sich ein bisschen wie im Krieg. Mehrmals täglich muss dieser Dreck zusammengekehrt werden, trotzdem bleibt der Staub allgegenwärtig. Die großen Zimmer fühlen sich fremd an. Das Ganze interessiert mich nicht im Geringsten. Leider funktionieren meine Ausreden nur manchmal. „Ich muss für die Schule lernen", zieht noch am besten. Ich kann mir nicht vorstellen, wie wir hier wohnen sollen. Ich verstehe auch nicht, warum sich meine Eltern so darauf freuen.

In den Osterferien ist es dann soweit. Meine Mutter hat unzählige Kisten gepackt, ein Umzugsunternehmen transportiert alles in das neue Haus. Widerwillig verlasse ich das Haus meiner Kindheit. Ich fühle mich verpflanzt.

Ungern und nur vor mir selbst muss ich allerdings zugeben, dass das neue Zuhause schön geworden ist. Meine Mutter gibt mir die Aufgabe, mein neues Zimmer einzurichten. Das hilft schon mal. Außerdem nutze ich die ersten warmen Frühlingstage, um die Umgebung mit dem Fahrrad zu erkunden. Vielleicht gefällt es mir eines Tages hier doch noch?

Nach den Osterferien fahre ich mit einem anderen Schülerbus, lerne neue Mitschüler kennen. Bald habe ich einen neuen Schwarm. Manchmal treffe ich Hans-Jörg, einen ernsthaften, älteren Junge aus einer anderen Schule bei meiner neuen Klavierlehrerin. Er trägt eine flotte Brille und scheint das Leben mit Humor zu nehmen. Im Unterschied zu Herrn Betz bewegt er sich völlig unauffällig. Vielleicht kann er sogar tanzen?

In den folgenden Wochen haben meine Eltern immer noch viel Arbeit. Alles muss wieder aufgeräumt und eingerichtet werden. In den Sommerferien steht mir ein Desaster bevor. In diesem Jahr fahren wir nicht in Urlaub, sie wollen zuhause bleiben und am Haus arbeiten. Ich bin genervt. Sechs Wochen Langeweile, keine Unterbrechung in Sicht. Keine Freundinnen in der Nähe, noch nicht mal Klavierstunde. Am Ende droht auch noch Regenwetter. Meine Laune liegt am Boden.

Mein Vater schaut sich das eine Weile an. Kurz vor Beginn des Feriendramas bringt er folgenden Vorschlag mit nach Hause: Einer seiner britischen Geschäftspartner hat eine Tochter in meinem Alter. Ob wir vielleicht einen privaten Schüleraustausch miteinander vereinbaren wollen? In diesem Jahr darf ich sie in England besuchen, im nächsten Jahr kommt sie zu uns.

Ich bin sofort begeistert. Die endlose Langeweile scheint abgewendet. Und englisch werde ich dabei auch noch lernen.

Ob mein Vater sich erbarmt hat? Ob er selbst keine Lust hat, mit einem übel gelaunten Teenager die Sommerferien zu verbringen? Ob er meine Mutter schonen möchte? Sie ist in letzter Zeit oft erschöpft. Wie auch immer, ich finde die Idee klasse. Am liebsten würde ich sofort aufbrechen.

In den nächsten beiden Wochen laufen die Vorbereitungen auf Hochtouren. Mein Vater besorgt mir ein Flugticket nach Manchester.

Ich fliege also tatsächlich alleine nach England. Wie toll ist das denn!

Meinen Flugsteig „B 53" finde ich schnell. Mit einem Bus werden wir Passagiere über das Rollfeld zum Flugzeug gefahren. Wie mein Vater mir geraten hat, steige ich möglichst spät in den Bus, damit ich möglichst früh an Bord gehen kann. Auf diese Weise gelingt es mir, einen Fensterplatz zu ergattern.

Nach dem Geschwindigkeitsrausch auf der Rollbahn finde ich mich sehr schnell über den Wolken wieder. Hier scheint sogar die Sonne. Die Wolken verlocken mich, darin herumzuhüpfen wie auf einem Trampolin. Mein Verstand macht mir allerdings klar, dass dieser Versuch in einer Enttäuschung enden würde.

Heute wachse ich endgültig über meine Mutter hinaus. Sie ist noch nie geflogen. Auch englisch kann sie nicht sprechen. Ab jetzt erobere ich Neuland. Noch nicht mal ein Rückflugticket hat mein Vater für mich gebucht. Ich darf bleiben, solange ich will. Hier oben über den Wolken spüre ich, dass mein Abenteuer beginnt.

Am Manchester Airport steht Henry, der Kollege meines Vaters, schon bereit. Er bringt mich zu seinem Haus einem kleinen Vorort. Rot geklinkerte Häuser säumen die Straßen. In den Gärten spielen Kinder.

Henrys Frau Grace veranstaltet gleich am ersten Tag eine Willkommensparty für mich. Mit meiner Gastschwester Sarah verstehe ich mich schnell. Ihre Freunde sind schon neugierig auf das „German Girl". Dank meines Lieblingslehrers kann ich mit meinen zwei Jahren Schulenglisch schon bald mitreden. Am meisten wundere ich mich, dass die Leute tatsächlich so sprechen, wie es zuhause in meiner Grammatik steht.

Ich möchte alles kennenlernen, probiere aus, was mir vor die Füße kommt. Selbst das englische Essen kann meine Begeisterung nicht mindern. Im Linksverkehr muss ich allerdings zunächst die Augen schließen.

Sehr bald schrieben Henry und Grace meinen Eltern einen Brief. Darin lobten sie meine Englischkenntnisse und meine Bereitschaft, mich auf ihre Lebensweise einzustellen.

Eine Woche lang gehe ich noch mit Sarah zur Schule. Alles daran empfinde ich als ein Abenteuer. Wir fahren mit dem Vorortzug in die Stadt, links natürlich. Jeder Tag beginnt mit einer zehnminütigen Morgenandacht in einer Halle. Alle Schüler tragen eine dunkelblaue Schuluniform, die Mädchen mit Röcken, die Jungen mit Hosen. Dazu gehört ein Jackett und eine weiße Bluse bzw. Hemd. Mit meinen deutschen Klamotten falle ich hier richtig auf. Einige Jugendliche begrüßen mich, wollen wissen, wer ich bin. Manche kenne ich schon von der Willkommensparty bei Sarah.

Den Unterricht nimmt in der letzten Woche vor den Ferien niemand mehr ernst, jetzt steht die Gemeinschaft im Vordergrund. Das ist ein günstiger Zeitpunkt für mich. Zu allen Treffen werde ich mitgeschleppt, ständig muß ich erklären, wie dies oder das in Deutschland ist. Wenn ich es selbst nicht so genau weiß, erfinde ich auch mal was.

Der anglikanische Abschlussgottesdienst des Schuljahres bildet einen besonderen Höhepunkt für mich. In einer großen Kirche soll ich Sarah in ihren Chor begleiten. Wie alle anderen bekomme auch ich eine lange Sängerrobe verpasst. Diesmal falle ich also nicht auf. Feierlich ziehen wir in den Gottesdienst ein, nehmen Platz hinter dem Altar. Fast versinke ich in dem hohen Chorgestühl. Den altenglischen Text kann ich mir ungefähr erschließen. Der gleiche Glaube wie zuhause begegnet mir hier in einer ganz anderen Art.

Ich bin in meinem Element. So könnte es ewig weitergehen.

Dann beginnen die englischen Schulferien. Wir spielen Tischtennis und Monopoly. Unerwartet warmes Sommerwetter begleitet unsere Ausflüge in die Umgebung. Sogar nach London fährt die Familie mit mir für ein paar Tage. Sarah und ich füttern Tauben am Trafalgar Square, fahren mit dem roten Doppelstockbus, im Bikini verschaffen wir uns Abkühlung in einem Springbrunnen. Meine neue Farbe ist gelb. Knallgelb. Alle finden, dass mir das steht.

Die Zeit vergeht wie im Flug. Eines Tages fragt mich Henry, wann ich wieder nach Hause möchte. Nächste Woche würde Sarah zu einer Reiterfreizeit fahren. Dann bin ich tatsächlich schon seit vier Wochen in England. Heimweh habe ich noch nicht, aber irgendwann muss ich wohl wieder nach Hause.

1974

Ich liebe tanzen. Zunächst nur so, für mich alleine. Ich besitze ein paar Schallplatten, sogar LPs. Leider sind sie für mein Taschengeldbudget nicht immer erschwinglich. Deshalb habe ich mit dem Tonbandgerät meines Vaters auch einige meiner

Lieblingstitel aufgenommen. Von Suzie Quattro, den Beatles bis zu Walzern von Johann Strauß kann ich in meinem Zimmer eine bunte, ganz persönliche Mischung erklingen lassen. Meine Mutter ist von meiner Musik schnell genervt, alles ist ihr zu laut. Ich passe gut auf, dass sie mich beim Tanzen nicht erwischt. Das wäre zu peinlich.

Manchmal bringe ich abends heimlich Stimmung in die Bude. Dann flackern lange dunkelrote Kerzen vor dem alten Spiegel mit dem grünlackierten Holzrahmen. Schon immer hängt er in meinem Kinderzimmer. Jetzt ist dieses Zimmer in ein schummriges Licht getaucht. Ich tanze. Trotz einiger blinder Stellen kann ich meinen nackten Körper in dem großen Spiegel gut beobachten. Ich wirble, walze und rocke durch den Raum, nutze seine ganze Länge aus. Zunehmend gewinnen meine Schritte Sicherheit. Als die zarteren Tönen erklingen, komme ich langsam zur Ruhe. Irgendwann drehe ich das Tonbandgerät ab, lösche die Kerzen, streife das Nachthemd über und verschwinde im Bett, wo der Bär schon geduldig auf mich gewartet hat.

Nach den Sommerferien und endlosen Diskussionen über bürgerliche Konventionen entschließt sich der Großteil meiner Klasse, die Tanzstunde zu besuchen. Natürlich bin ich dabei. Immer wieder sehe ich Peter im Glitzerlicht der Diskokugeln auf mich zukommen. Er will mit mir tanzen. Ich habe den langweiligsten Typ im Raum geangelt. Er kann den Takt nicht halten, tritt mir auf die Füße, häufig hat er kurz zuvor Knoblauch gegessen. Michael ist auch nicht besser. Aber ich bin wie elektrisiert. Ich genieße den Rhythmus, lasse mich vom Takt der Musik herausfordern, bin in meinem Element. Tanzen fühlt sich so wundervoll lebendig an. Nach ein paar Wochen habe ich sogar noch eine zweite Tanzschule ausfindig gemacht. Zu meiner Überraschung erlauben und finanzieren meine Eltern auch dort den Anfängerkurs. Anscheinend habe ich lange genug gejammert.

Nach den Abschlussbällen besuche ich den Fortgeschrittenenkurs. Ich kann mir nicht vorstellen, mit dem Tanzen wieder aufzuhören. Eine Zeitlang muss es Rock'n'Roll sein, so laut wie möglich. Mein Körper vibriert, jeder Taktschlag lässt die Füße fliegen. Manchmal glitzert ein langer Ohrring unter meinen kurzen Haaren hervor. Die Anstrengung treibt mir den Schweiß ins Gesicht. Lebenslust pulsiert in jeder Faser meines Wesens. Bewegung!

Eine Zeitlang tanze ich mit Robert. Er kommt vom Dorf, spielt Posaune und kann wunderbar tanzen. Mit seiner Körperfülle gelingt der Schwung beim Walzer besonders gut. Solange es meine Eltern erlauben, lasse ich mir keine Tanzveranstaltung – sei es Dorfparty oder Abschlussball – entgehen.

1975

Eine erste zarte Liebe bahnt sich an. Mit Wolfgang zusammen kann ich wunderbar musizieren, Fahrrad fahren, auf einem Hochsitz im Wald philosophische Gespräche führen und die Welt aus den Angeln heben. Sogar tanzen kann er. Häufig sind wir in einer gemeinsamen Clique unterwegs.

Aber bald macht mir meine Mutter einen Strich durch die Rechnung. Plötzlich erlaubt sie mir vieles nicht mehr. Abends muss ich früher zuhause sein als die anderen. Manchmal gibt es richtig Stress. Sie findet mich zu jung für einen Freund. Noch schaffe ich es nicht, ihr die Stirn zu bieten. Sowohl Wolfgang als auch meiner Mutter gerecht zu werden erweist sich als unmöglich. Nach ein paar Monaten steigt er aus. Er sucht sich eine neue Freundin, die zuhause größere Freiheiten bekommt.

Ich bin frustriert. Warum funktioniert das bei mir nicht? Habe ich vielleicht doch einen verborgenen Makel?

1976

Meine Mutter ist überarbeitet. Oft sitzt sie bis spätabends an ihrem Schreibtisch. Sie hat schlechte Laune, findet kein Ende, kann nicht mehr schlafen. Mit langen Antennen versuche ich, auf ihre Tagesform zu reagieren. Gerne würde ich sie entlasten. Ich übernehme Hausarbeiten, lerne Wäsche waschen, bügeln und kochen, aber es hilft ihr nicht. Fast traue ich mich nicht mehr aus dem Haus, wenn noch Arbeit übrig ist. Arbeit ist aber immer übrig.

Ich gehe kaum noch tanzen. Meine Klassenkameraden treffen sich hier und da in den Elternhäusern, meistens bin ich nicht dabei. Zunächst fällt es mir gar nicht auf. Das bin ich schließlich gewohnt. Ich spiele Klavier und Querflöte. Ich schreibe kleine Geschichten und Gedichte. Ich pflege Brieffreundschaften mit meiner Klavierlehrerin, die inzwischen nach Berlin umgezogen ist, mit Sarah in England und mit Sabine, die ich letztes Jahr in Frankreich kennengelernt habe. Viele Seiten lang erörtere ich mit ihnen Fragen über Gott und die Welt. Auch Fragen nach der Berufswahl drängen sich allmählich in den Vordergrund.

Nach den Sommerferien beginnt mein letztes Schuljahr. Am Horizont erscheint das Abitur, das meine Schulzeit im nächsten Sommer beenden wird.

Was werde ich dann mit diesem einmaligen, geschenkten Leben anfangen? Sprachen, Literatur, Philosophie – oder vielleicht doch lieber etwas Handfestes wie Psychologie oder Medizin? Ich bin hin- und hergerissen.

Meinem Vater ist es wichtig, dass ich mich international bewegen kann.

„Wenn es Krieg gibt, kann man den Beruf mitnehmen", schärft er mir ein.

Dann schlägt er mir vor, in den Schulferien im Krankenhaus zu hospitieren. Dabei könnte ich ausprobieren, ob ich mir dieses Umfeld grundsätzlich vorstellen kann.

In den Herbstferien setze ich diesen Vorschlag um. Für zwei Wochen absolviere ich ein Praktikum im Pflegedienst einer internistischen Station. Viele schwerkranke Menschen liegen in den Betten. Von ihren Krankheiten verstehe ich nichts, aber manche Schicksale berühren mich sehr. Dieses Mal stehe ich auf der anderen Seite. Ich bin gesund. Nach Dienstschluss kann ich nach Hause gehen. Eine tiefe Dankbarkeit ergreift mich. So manche Ärgernisse meines Schülerlebens relativieren sich angesichts der Fragen nach Leben und Tod, denen ich hier begegne.

Unweigerlich konfrontieren mich diese Themen aber auch wieder mit meiner eigenen Vergangenheit. Damals kämpften Eltern und Ärzte hartnäckig um mich, ohne ihren Einsatz stünde ich heute nicht hier in diesem Krankenhaus. Ich selbst war so ohnmächtig wie die Patienten in den Betten dieser Station. Das Gefühl von Angst und Ausgeliefertsein ist mir vertraut. Eine Arbeit mit kranken Menschen wird mich damit immer wieder konfrontieren. Will ich das? Kann ich das aushalten? Oder wird es mich überfordern? Während ich Betten mit und ohne Patienten durch die Gänge des Krankenhauses schiebe, frage ich mich dies immer wieder. Am Ende des Praktikums weiß ich: ich kann und will es.

Vielleicht hilft mir zu dieser Gewissheit auch der Kontakt zu einer christlichen „Teestube", den ich seit zwei Monaten regelmäßig pflege. Jedes Wochenende treffen sich dort junge Leute in meinem Alter, um über den Glauben zu sprechen. Manche beten, andere engagieren sich politisch, viele haben einen eigenen Zugang zum Glauben gefunden. Nach anfänglichen Bedenken wegen Räucherstäbchen und Drogen lässt selbst meine Mutter mich ziehen.

Bis in den Beginn meiner Studentenzeit hinein bin ich engagierter Gast in dieser Teestube. Hier bietet man mir Freundschaft an, hier kann ich alle meine Fragen stellen, hier ist „Makel" oder „Nichtmakel" unwichtig. Ich habe gerade den Gott der Bibel als menschliche Erfindung abgeschafft. Ich verschlinge Bücher von Hermann Hesse, hebe die Welt aus den Angeln, suche Frieden und Liebe. Ich will die Rätsel der Welt lösen, mich versenken, Eins mit dem All werden. In der Teestube halten sie meine Fragen und Kämpfe aus, beziehen mich ein, teilen mit mir den Alltag. Bei manchen von ihnen kann ich die Liebe und Stärke einer persönlichen Gottesbeziehung spüren. Ich habe wieder eine Gruppe gefunden, in der ich mich wohl fühle. Diese Menschen ringen um die gleichen Fragen und Inhalte wie ich. Ich höre ihr Zeugnis, aber ich bringe meinen Verstand nicht dazu, es zu glauben.

Eines Tages erzählt mir eine Freundin, dass ihre geistig behinderte Schwester den Föhn aus dem Fenster geworfen habe. Ich finde das lustig und befremdlich zugleich. Als ich mit meiner Mutter darüber spreche, reagiert sie schockiert. Ein Leben mit einem geistig behinderten Kind kann sie sich nicht vorstellen. Dann fragt sie mich, ob man verlangen könne, ein gesundes Leben für ein krankes Leben aufzuopfern.

Ich realisiere nicht gleich, warum mich diese Frage hart trifft, fast bedroht. Engagiert fordere ich eine moralische Verpflichtung, kann dies aber nicht begründen. Habe ich nicht selbst schon erlebt, wie herrlich ein gesundes, selbstbestimmtes Leben sein kann?

Erst viele Jahre später wurde mir klar, dass meine Mutter mir hier auch eine sehr persönliche Frage stellte. Auch sie musste meiner Krankheit einige ihrer gesunden Jahre „opfern". Damals wusste sie nicht, ob ich geheilt werden kann und wie lange sie diesen Zustand aushalten muss. Wurde das von ihr verlangt? Hätte sie es lieber anders gemacht? Und wie genau? Was wäre wohl passiert, wenn mein Gehirn wegen des Sauerstoffmangels Schaden genommen hätte? Konnte sie mich nur akzeptieren, weil ich gesund und schlau wurde?

Auch ein Gespräch mit meinem Vater bewegt mich. Eines Tages erzählt er von einem Treffen mit seinem ehemaligen Studienfreund Egon. Sein Sohn Sebastian, ein Contergankind, ist wenig jünger als ich. Früher trafen sich die Familien gelegentlich, teilten Freud und Leid. Ein Satz aus dem Bericht meines Vaters bleibt besonders hängen. Egon habe gesagt:

„Bei euch hat man ja operieren können."

Ach so ist das! Meinem Herzen geht es inzwischen gut, aber Sebastian läuft immer noch mit seinen kurzen Ärmchen durch die Welt. Offensichtlich gibt es auch Makel, die weder verborgen sind noch verändert werden können. Wie mit einem Scheinwerfer angestrahlt, leuchtet die Tragweite dieses Gedankens in mir auf.

1977

Die Zeit des Philosophierens geht ihrem Ende entgegen. Lange hatte ich Gelegenheit, zu fragen, abzuwägen, hin und her zu überlegen. In diesem Jahr sind Entscheidungen fällig.

Im April werde ich achtzehn Jahre alt. Infolge der Gesetzesänderung vor zwei Jahren bin ich nun volljährig. Meine Mutter spottet ein wenig darüber, dass ich nun erwachsen sein soll. Dennoch überzeugt sie mich, gleich den Führerschein zu machen. Auto fahren gehöre zur Ausbildung. Ich habe es gar nicht so eilig. Meine Eltern wollen sogar ein günstiges Zweitauto kaufen, mit dem ich dann Fahrpraxis bekommen soll. Das muss ich natürlich nutzen.

Bis jetzt bestimmte mein Vater meine geschäftlichen Angelegenheiten, wie z.B. den Grad der Behinderung. Nun soll ich selbst festlegen, ob ich den GdB 50 verlängern lassen will. Ich entscheide mich dagegen. Ich will normal sein und dazugehören.

Die Abiturprüfungen enden im Juni. Bei der Zeugnisverleihung erhalte ich die Auszeichnung für die jeweils beste Abiturarbeit in Deutsch und Französisch. Die Auseinandersetzung mit diesen Themen fiel mir leicht, machte sogar Spaß. Nur in Mathematik musste ich kämpfen. Mit meinem Notendurchschnitt werde ich einen Studienplatz in Medizin oder Psychologie bekommen.

Aber zunächst stehen Ferien an, die Belohnung für die intensive Lern- und Arbeitsphase des Schulabschlusses. Mit einer Freundin aus der Teestube fahre ich nach Taizé. Schon lange singen wir die Lieder der ökumenischen Bruderschaft aus Cluny, die so viele Jugendliche anzieht. Bibelarbeit in kleinen Gruppen, Gottesdienste in einer großen, vollen Kirche gehören zum täglichen Programm, ebenso wie Geschirr abspülen oder andere Gemeinschaftsdienste. Schuhe müssen vor der Kirche stehen bleiben. Barfuß wird die Heiligkeit Gottes für mich greifbarer, kostbarer das Vorrecht, ihm zu begegnen. Einfaches Leben und ehrliches Ringen gehen in Taizé eine für mich sehr fruchtbare Verbindung ein.

In einer Atmosphäre der Anbetung entstehen Stille und Gelassenheit fast von selbst. Um des anderen willen ist einer für den anderen da, Offenheit und Liebe prägen die Begegnungen. Moralische Verpflichtung ist hier kein Thema. Ich bin sehr beeindruckt. Ich beginne wieder zu beten. Die Bildersprache der Bibel und die klugen Auslegungen der Brüder berühren mich. In ihrer Hingabe, ihrer intelligenten Art, sich dem Geheimnis des Glaubens zu nähern, erahne ich dessen Reichtum. Noch kann ich nicht alle Rätsel lösen, aber mein Herz erkennt diesen Gott wieder, der mich wundervoll tröstete, als der Verstand noch keine unbequemen Fragen stellte.

1978 – 1979

Im Sommersemester beginne ich mit dem Medizinstudium in Mainz. Ich ziehe in ein Studentenzimmer. Nun bin ich für mich alleine verantwortlich. Ob ich esse, schlafe, lerne oder ausgehe – alles kann ich selbst entscheiden.

Ich wohne an der Einfahrtstrasse zur Universitätsklinik. Mehrmals in der Stunde fahren Notarztwagen mit Blaulicht und Sirene an meinem Haus vorbei. Jedesmal reagiere ich mit Herzrasen und Atemnot. Solange die Sirene zu hören ist, kann ich nichts anderes tun oder denken. Ich kenne das schon länger. Bisher war ich nur nicht so häufig damit konfrontiert.

Wie befürchtet, sind die ersten Semester sehr naturwissenschaftlich ausgerichtet. Wie gerne würde ich zum Ausgleich Seminare in Germanistik oder Theologie besuchen, aber dazu ist der Zeitplan viel zu eng. Immer wieder will ich das Studium aufgeben, träume von einem Wechsel in die Geisteswissenschaften.

Zum wiederholten Mal leide ich in der Weihnachtszeit an Herzschmerzen. Es ist, als ob mein Herz an der Brustwand von innen scheuert. Was ist da los? Stimmt etwas mit meinem Herzen nicht? Gibt es eine Verbindung mit Weihnachten? Meine Mutter ist besorgt. Sie organisiert einen Termin beim Kardiologen für mich.

Meine Beschwerden beschreibe ich so: „Ich spüre einfach, dass ich ein Herz habe."

Der ältere, erfahrene Arzt findet nichts Pathologisches. Vielleicht erfasst er die Situation intuitiv. Nach einer gründlichen Untersuchung entlässt er mich mit einem weisen Spruch, der mich vor weiteren Ängsten bewahrt:

„Dann spüren Sie, dass Sie ein Herz haben."

Ich bin erleichtert und lege die Sache zu den Akten.

Ja, ich habe ein Herz. Ein Herz, das schlägt, das Empathie und Mitleid empfindet, ein Herz, das sich begeistern kann und traurig ist, ein Herz, das lieben und geliebt werden will – ein ganz gesundes Herz also. Ja, das habe ich.

1980 – 1984

Ich beiße mich durch. Nach zwei Semestern ergattere ich einen Platz im Studentenwohnheim. Ich lerne neue Leute kennen, auch Sirenen sind hier nicht so häufig zu hören. Ich nehme an Gottesdiensten und Themenabenden in der evangelischen und der katholischen Studentengemeinde teil. Nachdem ich die Teestube zuhause nicht mehr regelmäßig besuchen kann, finde ich hier Menschen, mit denen ich diese Lebensthemen fortsetzen kann. Es geht mir wieder besser.

Nach vier Semestern ist die rein naturwissenschaftliche Paukerei erledigt. Die „klinischen Semester" beginnen. Die vorgeschriebenen Praktikumszeiten bringen mich häufig in Patientenkontakt. Jetzt macht mir das Studium viel mehr Freude. Mit Nachtwachen in der Uniklinik bessere ich mein Budget auf. Ich bin selbst erstaunt, dass ich schon etwas Fachwissen zu bieten habe. Endlich wird es interessant.

Ein Praktikum in der Kinderklinik, dass ich mir auferlegt habe, fordert mich besonders heraus. Immer noch liegen kleine, kranke Kinder in weißen Metallbetten mit hochgezogenen Gittern. Der allgegenwärtige Geruch nach Desinfektionsmittel versetzt mich in vergangene Zeiten. Ich scheine selbst wieder in diesen Gitterbetten zu liegen. Ein junger Assistenzarzt scheitert am Legen eines Blasenkatheters bei einem Mädchen. Ich habe nicht verstanden, warum das sein muss. Das Kind schreit erbärmlich.

An diesem Tag stelle ich die gesamte Medizin infrage. Ist das Hilfe oder Quälerei?

Meine Nachtwachen absolviere ich auf der neurochirurgischen Intensivstation. Ein Semester lang bin ich immer wieder bei der gleichen Patientin eingeteilt. Nach einer Hirnblutung liegt sie im Koma. Über viele Wochen darf ich ihr langsames Erwachen begleiten. Eines Tages steht ein Bild des Papstes an ihrem Fenster. Mit aller verfügbaren Aufmerksamkeit schaut sie es an. Ihre ganze Persönlichkeit leuchtet in diesem Blick auf.

Nach dieser Nacht bin ich von der Medizin wieder überzeugt. Es hat sich gelohnt.

Von Kommilitonen werde ich eines Tages in einen „Ethikkreis" eingeladen. Regelmäßig beschäftigen wir uns mit Fragen nach einer guten Arzt-Patientenbeziehung, der menschlichen Würde und den Grenzen der Medizin aber auch mit Themen wie Sterbehilfe und Abtreibung. Dabei stellt sich heraus, dass diese Freunde aus ihrem christlichen Glauben heraus nach Antworten suchen.

Ohne es zu ahnen, bin ich wieder bei diesem Thema gelandet. Mit einer Freundin beginne ich, regelmäßig in der Bibel zu lesen. Ich bin überrascht, wie frei und geliebt ich mich in diesen Texten finde. Vorurteilsfrei und ohne Vorleistung wird mir Würde und Verantwortung übertragen. Mein Verstand wird ernst genommen und für wichtig erachtet.

Nach langem Ringen lasse mich endlich auf diesen Glauben ein. Herz und Verstand sind angekommen.

Je weiter ich in meinem Studium komme, umso mehr wundere ich mich darüber, warum es mir so schwer fällt, die Details der angeborenen Herzfehler zu lernen. Ich will es lieber nicht so genau wissen. Ich empfinde es eher als schrecklich, belastend und vor allem: verboten. Das ist merkwürdig. Warum sollte Detailwissen verboten sein? Bisher entlastete es mich immer, rückte die Sache ins richtige Licht. Die Zusammenhänge wurden klar und durchschaubar, die Frage nach Opfer und Täter konnte geklärt werden.

Moment mal – Opfer und Täter? Mir wird klar, dass ich mich tatsächlich lange für den Täter hielt. Ich tat meiner Mutter etwas Schreckliches an. Das konnte sie kaum aushalten. Vermutlich stimmt diese Wahrnehmung, aber war das meine freie

Entscheidung? Ich suchte in meinem Verhalten, in meinem Charakter, in meinen Wünschen nach Fehlern – und sie auch. Immer wieder verstecke ich mich deshalb unter einer „Tarnkappe".

Jetzt erst – in der Auseinandersetzung mit den Details und den Auswirkungen von Krankheit – dämmert es mir, dass ich keinen verborgenen Makel habe, der mit meinem Charakter zusammenhängt, sondern einen definierten Organfehler, für den ich nichts kann und der behoben ist. Und zwar perfekt.

Eine Krankheit hat mein Leben und das meiner Eltern ohne eigenes Zutun entscheidend geprägt. Jeder musste für sich selbst einen Weg finden, mit dieser Belastung umzugehen.

Der dichte Nebel, der bisher über meinem Leben lag, beginnt sich zu lichten. Der Weg ist frei.

Ich liebe das Leben

2019

Ich überquere den Parkplatz zur kardiologischen Praxis. Meine schlimmsten Befürchtungen haben sich nicht bewahrheitet. Ich lebe.

Zartes Grün umspielt die Silhouetten der Bäume. Die Forsythien tragen die ersten Knospen. Bald werden sie aufblühen – das war schon immer ein untrügliches Anzeichen für meinen bevorstehenden Geburtstag. In diesem Jahr werde ich sechzig Jahre alt. Das ist viel mehr, als man zu Beginn meines Lebens für möglich gehalten hätte.

Ich habe nicht aufgegeben. Ich lerne im Fernlehrgang Gedichte schreiben, ich tanze in der neuen Tanzschule. Wenn die Badesaison eröffnet wird, will ich quer über den See schwimmen. Mein ganzes Leben lang war das für mich eine Kraftquelle. Auch die Fernreise zum Mekong steht noch auf dem Programm.

In der Ferne weht allerdings immer noch der schwarze Vorhang. Jederzeit kann er sich wieder zwischen mich und meine Zukunft schieben. Wie sehr habe ich meinen Gott in den letzten Wochen bestürmt, mir in meiner Angst zu helfen.

Ein Traum beruhigte mich schließlich:

Ich sitze alleine in der Kabine einer Seilbahn. Diese führt direkt in den Himmel zu Gott. Sobald ich aussteige, endet mein Leben. Ich habe keine Angst.

Stattdessen meldet sich ein altbekanntes Gefühl zurück. Als kleines Kind unter dem Sauerstoffzelt bekam ich Besuch von einer „Lichtgestalt", die ich gemäß meinem kindlichen Horizont als „Christkind" einordnete. Sie tröstete mich und vermittelte mir Nähe und Sicherheit.

Auch hier in der Seilbahn bin ich wieder ruhig und fühle mich unendlich geborgen. Ich freue mich darauf, aussteigen zu dürfen. Dann bin ich endlich angekommen. Zuhause. Ich werde persönlich erwartet.

Doch die Seilbahn hält plötzlich an der Mittelstation an. Ich muss aussteigen. Heute darf ich noch nicht bis oben fahren. Spontan finde ich das schade.

Dieses eindrucksvolle Bild verblasst nicht wie andere Traumgestalten, sondern bleibt frisch und lebendig. Es ist überraschend neu und mir doch vertraut. Ich betrachte es als eine Antwort auf meine angstvollen Gebete. Noch einmal durfte meine Seele einen „Anker in die Ewigkeit" werfen. Er verliert seine Kraft nicht. Ich kann ihn immer abrufen.

Dennoch sind meine Hände schweißnass, als ich schließlich im Sprechzimmer sitze.

Das Ergebnis der MRT-Untersuchung liegt inzwischen vor. Der Befund ist unkritisch.

Der Arzt schüttelt den Kopf.

„1964", murmelt er vor sich hin, „und so gut gelungen."

Dann sieht er mich anerkennend an. „Vielleicht sind Sie die älteste Patientin in Deutschland."

„Nicht, weil Sie schon so alt sind", korrigiert er sich rasch. „Ich meine, mit dieser Geschichte."

Damit bin ich abgefertigt. Die nächste Routinekontrolle wird vereinbart.

So unspektakulär ist das.

Der schwarze Vorhang ist zerrissen und hat den Horizont freigegeben. Ich habe einfach immer wieder ein unverschämtes

Glück. Auf dem Weg zum Parkplatz höre ich die Vögel wieder zwitschern. Fast hüpfe ich zu meinem Auto. Ich habe noch eine weitere Spanne Lebenszeit erhalten. Was für ein Geschenk!

Eines Tages werde ich in die Seilbahn steigen und bis ganz nach oben fahren. Davor brauche ich mich nicht zu fürchten. Ich werde gehalten und getröstet sein. Aber noch ist es nicht soweit.

Auch der Kardiologe ist rehabilitiert. Vor einigen Monaten war ich unsicher, ob ich ihm glauben soll. Nun weiß ich, dass seine Geräte tatsächlich nicht so genau sind. Heute verstehe ich das besser.

Endlich werde ich meine Geburtstagsfeier richtig vorbereiten.

Schon lange hatte ich den Saal bestellt, die Gäste eingeladen. Dann aber verstellte der schwarze Vorhang meinen Blick. Mir fiel einfach nichts mehr ein. Dabei möchte ich meinen sechzigsten Geburtstag nochmal richtig groß feiern. Wer weiß, wie oft ich noch runde Geburtstage feiern kann.

Besonders freue ich mich auf Tante Monika. Sie ist im letzten Jahr neunzig Jahre alt geworden. Trotzdem will sie die Strapazen der Reise auf sich nehmen. Weltoffen, neugierig und zugewandt ist sie meinem Vater sehr ähnlich. Schließlich ist sie seine Schwester. Treffen mit ihr sind stets kurzweilig und angenehm. Sie hat immer etwas zu erzählen. In ihrem hohen Alter nimmt sie interessiert an aktuellen Entwicklungen teil.

Mein Vater wird nicht dabei sein. Er verstarb vor einigen Jahren. Seine herzliche, offene Art vermisse ich noch immer. Er hätte sich mit mir über diesen sechzigsten Geburtstag gefreut. Er hätte gelacht, getanzt und ein rauschendes Fest mit mir gefeiert.

Vielleicht hätte er eine Runde Sekt ausgegeben unter dem Motto:

„Wir haben dem Schicksal getrotzt und heute lassen wir es krachen."

Auch meine Mutter kann nicht dabei sein. Seit einigen Monaten lebt sie auf einer Pflegestation in ihrer eigenen Welt. Zum ersten Mal in meinem Leben nimmt sie meinen Geburtstag nicht wahr. Sie weiß nicht, dass ich sechzig Jahre alt werde. Wahrscheinlich hätte sie gesagt:

„Du meine Güte, wer hätte das gedacht, dass du mal sechzig wirst? Du warst so ein armes, krankes Kind."

Damit wären wir wieder bei den alten Geschichten gewesen. Sie hätte erzählt, wie sehr sie unter meiner Krankheit gelitten hat. Ihre eigene Angst und Ohnmacht müssen sie überfordert haben. Ich vermute, dass sie damals depressiv wurde. Trotzdem gelang es ihr, mir in meiner Not beizustehen und mir Sicherheit zu vermitteln. Als ich schließlich gesund und eigenständig das Elternhaus verließ, wurde unser Verhältnis immer schwieriger. Erst in den letzten Jahren entwickelte sie mehr Milde. Mein sechzigster Geburtstag ist jedenfalls kein Thema zwischen uns. Eigentlich bin ich froh darüber.

Evelyn wird Tante Monika mitbringen. Sie verbringt gerade ein paar Wochen bei ihrer Mutter in Deutschland. Normalerweise lebt sie in Kingston, Jamaika.

Rainer hat leider abgesagt. Sein Beruf lässt ihm wenig freie Zeit.

Drei Wochen später blühen die Forsythien. Auf sie ist Verlass. Meinen Geburtstag selbst verbringe ich in aller Gemütlichkeit mit meinem Ehemann Ulrich. Die Gäste erwarten wir am Wochenende.

Evelyn kommt mit Tante Monika schon etwas früher. Sie wollen das Grab meines Vaters besuchen. Wie lange habe ich die beiden nicht gesehen! Mit Tante Monika telefoniere ich gelegentlich, aber Evelyn? Zehn Jahre sind bestimmt seit unserem letzten Kontakt vergangen.

Den ersten Abend verbringen wir damit, einander an unserem Leben teilhaben zu lassen. Evelyn hat viele Geschichten zu erzählen, ernste und lustige. Seit einigen Jahren arbeitet sie in einer Beratungsstelle für Drogenabhängige. Jeder Tag bringt neue Überraschungen. Mit ihrer extrovertierten, unkonventionellen Art findet sie schnell Zugang zu ihren Klienten. Sie vertrauen ihr. Auch ihre Hündin Queeny ist immer dabei. Aufmerksam blinzelnd liegt sie zu Evelyns Füßen, immer bereit zu neuen Abenteuern.

In meiner eigenen Praxis geht es ruhiger zu. Mit Blaulicht und Martinshorn habe ich nichts zu tun. Vielmehr habe ich mich der Seelenheilkunde zugewandt und damit an mein Interesse an Psychologie und den Geisteswissenschaften angeknüpft. Diese Nische im Medizinbetrieb passt zu mir. Ich habe viel Zeit für den Einzelnen. Vor allem Menschen mit Krankheitserfahrungen, kranken Angehörigen oder in Überlastungssituationen fühlen sich bei mir gut aufgehoben.

Wir öffnen eine Flasche Pfälzer Wein. Das erinnert uns an Oma Lilo und Opa Paul. Sie lehrten uns die Liebe zum Wald, zur Natur. Oft kehrten wir nach Wanderungen mit ihnen in einer Waldhütte ein. Oma und Opa genossen ihr „Viertele", wir Kinder durften „Bluna" bestellen.

Evelyn kommt in Fahrt.

„Bei euch zuhause war es immer so schön", erinnert sie sich.

„So aufgeräumt und stilvoll. Du hattest eine eigene Ecke mit deinen Puppen. Wie im Märchen."

„Und deine Mama hat Puppenkleider genäht," ergänzt Tante Monika.

Ich bin überrascht. Diese Wahrnehmung ist neu für mich. Wie oft fühlte ich mich in dieser Puppenecke einsam. Niemand wollte mit mir spielen. Wie oft ich konnte ich gar nicht dort sitzen, weil Sauerstoffmangel meinen Verstand vernebelte und ich im Bett liegen musste.

„Ja, Tante Kathi hat gut aufgepasst", schmunzelt Evelyn. „Du warst sehr behütet."

„Ja, sie hat immer gut aufgepasst, manchmal ein bisschen zu gut… Aber oft ging es mir auch wirklich schlecht."

„Für deine Mama war es schwer." Tante Monika ergreift Partei für ihre Schwägerin.

„Wenn andere Kinder draußen herumtollten, fragte sie oft `warum kann mein Kind das nicht?´ Was soll man denn dazu sagen? Manchmal bekam ich fast ein schlechtes Gewissen, dass Rainer und Evelyn so gesund sind."

„Oh!" Evelyns Augen weiten sich.

„Am Anfang war dein Leben bestimmt nicht einfach, eigentlich eine Katastrophe", meint sie zu mir.

„Aber du hast über vieles nachgedacht, worüber Kinder normalerweise nicht nachdenken. Du bist nicht so ins Leben gestolpert wie ich."

„Oh!" Jetzt weiten sich Tante Monikas Augen.

„Wie schön, dass deine Operation so gut gelungen ist," fährt Evelyn fort.

„Ich kann mich noch gut erinnern, wie wir in Afrika das Telegramm bekamen. Es war kurz vor Weihnachten. `Operation gelungen, Eva geht es gut´ stand darauf."

Tante Monika stellt das Glas ab.

„Ja genau, das hat dein Papa geschickt. Wir wollten doch wissen, wie die Sache ausging. Es war schon ein Wagnis – damals."

„Weißt du, ein Telegramm war in den sechziger Jahren in Afrika etwas völlig Außergewöhnliches. Wir haben fast nie Post bekommen. Höchstens Vater manchmal über sein Büro. Und dann kam dieser Briefbote aus dem Hauptpostamt zu uns gelaufen. Er hat schon von weitem mit dem Telegramm gewinkt."

„Besonders erfreulich war natürlich der Inhalt."

Tante Monika schiebt meine Geschichte wieder in den Fokus.

„Das habe ich damals noch gar nicht verstanden. Ich erinnere mich nur an diesen schwarzen Menschen mit seinem bunten Hut.

Er hat so fröhlich er mit dem Papier gewedelt. Ich glaube, für ihn war es auch besonders. Sicher kam nicht jeden Tag ein Telegramm aus Europa."

Die bange Sorge meiner Eltern wird für mich in diesem Gespräch spürbar. Unsicher und verzagt wagten sie kaum zu hoffen, dass diese schwierige Operation gelingt. Wie überwältigend war schließlich das Ergebnis! Sie waren so sehr erleichtert, dass mein Vater zur Post ging und seiner Schwester ein Telegramm nach Afrika schickte. Die Zeitzeugen sitzen hier auf meinem Sofa. Ein Schauer läuft über meinen Rücken.

Am nächsten Morgen wollen wir dem Grab meines Vaters einen Besuch abstatten. Aber Tante Monika fühlt sich nicht wohl. So gehe ich mit Evelyn alleine dorthin. Auch Queeny begleitet uns. Wir legen Blumen auf die große Steinplatte. Mein Vater hätte sehr gerne mitgefeiert. Da sind wir uns einig.

„Lass uns noch ein bisschen bummeln," schlage ich vor. „Ich gehe gerne über Friedhöfe."

Evelyn stimmt zu.

„Ich finde es spannend, wie die Gräber gestaltet sind. Wer pflegt sie wohl – oder auch nicht? Welche Beziehung haben diese Menschen zu den Verstorbenen? Ob sie mit deren Tod zurecht kommen? Was denken sie überhaupt über den Tod? Wie drücken sie das aus?"

„Ja genau." Evelyn beginnt zu sprudeln.

„Und ich überlege mir, wer in solch einem Familiengrab nebeneinander liegt. Welche Beziehung hatten sie wohl zueinander? Ob sie sich im Leben auch so nah gekommen sind? Im Grab kann sich ja keiner mehr wehren."

Aus den Namen und Jahreszahlen auf den Grabsteinen erfinden wir Schicksale und Beziehungen. Ganze Lebensgeschichten entstehen. Wir inspirieren uns gegenseitig.

Evelyn nimmt ihren Hund an die Leine.

„Das ist fast so spannend, wie mit lebendigen Menschen zu arbeiten, meinst du nicht auch?"

Dann entdecke ich den Engel. Seine Silhouette ist auf einem schwarzen, senkrecht stehenden Grabstein mit Licht- und Glitzereffekten angedeutet. Er scheint nach oben zu fliegen. Die ganze Erdenschwere lässt er hinter sich. Unwillkürlich zieht er auch meinen Blick zum Himmel empor.

„Der gefällt mir." Ich bleibe stehen.

„Das ist nicht so ein niedliches Puttobarockengelchen, das sich auf Wolke sieben räkelt…"

Evelyn nickt. „Der hat was."

Soviel Interessantes gibt es hier zu entdecken. Fast kommen wir noch zu spät nach Hause zum Mittagessen. Ulrich hat gekocht. Tante Monika geht es besser.

Aber Evelyn ist noch nicht fertig mit ihren Erinnerungen.

„Wo war eigentlich das Haus von Oma Lilo und Opa Paul?"

Ich beschreibe es ihr. Aber heute passt ein Besuch nicht mehr in den Zeitplan.

„Lass uns nach der Feier hingehen. Ich habe noch Vorbereitungen zu erledigen."

„Wir haben dort Gedichte geschrieben. Opa hat sie manchmal an die Zeitung geschickt."

Ich lege das Besteck aus der Hand.

„Ja, genau. Deine wurden gedruckt und meine nicht."

„Wirklich? Das weiß ich gar nicht mehr. Wieso das denn?"

„Bestimmt, weil du von den Karpaten geschrieben hast. Ich habe dich damals sehr bewundert. Ich hatte nämlich keine Ahnung, wo die sind."

Evelyn lacht. „Ich auch nicht. Vielleicht habe ich das irgendwo gelesen."

Dann sieht sie mich an. „Schreibst du eigentlich noch manchmal was? Gedichte oder so?"

Wir stellen fest, dass wir beide unser Leben immer wieder in Geschichten und Gedichten verarbeitet haben. Es ist eine wichtige Kraftquelle für uns geworden. Wie damals schon sind unsere Texte sehr verschieden. Sie passen eben zu uns.

„Hast du auch was zum sechzigsten Geburtstag geschrieben?"

„Hm. Und du?" Evelyn ist im letzten Sommer sechzig geworden.

„Hm."

Jetzt wird auch Tante Monika neugierig. Schließlich suche ich meinen Entwurf heraus. Ich bin noch nicht ganz sicher, ob er fertig ist.

„Das Bild der Jugend
Vom Sockel gekippt
Die Scherben lächeln und
Harren der Auferstehung"

Tante Monika schaut nachdenklich aus dem Fenster.

„Genau. Manchmal muss man sich neu erfinden. Der sechzigste Geburtstag ist keine schlechte Gelegenheit dafür."

„Wie meinst du das?", will ich wissen.

„Wenn man jung ist, lebt man von der Zukunft. Wenn man älter wird, wird die Zukunft immer kürzer. Dann funktioniert das nicht mehr so gut. Viele alte Menschen leben nur noch in der Vergangenheit."

„Aber du bist doch das beste Beispiel für einen alten Menschen, der in der Gegenwart lebt."

Evelyn streicht sich die langen Haare aus dem Gesicht.

„Wie machst du das eigentlich?"

Tante Monika seufzt. Dann erzählt sie uns von ihren vergeblichen Versuchen, das Älterwerden aufzuhalten oder wenigstens zu verbergen. Es gelang ihr nicht.

Zu ihrem achtzigsten Geburtstag zog sie schließlich Bilanz. Sie stellte sich die Frage, was sie aufgeben muss und was sie ins Alter hinüber retten kann. Sie war selbst ein wenig überrascht, wie viel ihr dazu einfiel: ihr Interesse an Menschen, am aktuellen Zeitgeschehen, neue Bücher lesen, im Garten sitzen, und so fort. Sie beschloss, genau diese Dinge zu pflegen und die anderen nicht mehr. Das empfand sie als sehr befreiend. Evelyn und mir wünscht sie, dass wir früher damit anfangen können.

Ich fühle mich verstanden. Genau das habe ich mit der Auferstehung gemeint.

Das Bild wird hinterher vielleicht anders aussehen, aber das Material ist noch das Gleiche.

Was heißt das für mich persönlich? Was kann ich hinüberretten? Ich habe gelernt, mit Defiziten umzugehen. Wird es mir helfen?

Am Abend sehen wir uns einen alten Familienfilm an, den Tante Monika mitgebracht hat. Evelyn hat ihn kürzlich digitalisieren lassen. Oma Lilo und Opa Paul als junge Eltern. Helmut und Monika als Kinder in den 1930er Jahren. Familienausflüge. Das erste Auto. Mein Vater mit 17 Jahren in Uniform. Es waren schwierige Zeiten. Trotzdem strahlt der Film soviel Vitalität aus. Mit Geschick und Überlebenswillen den Alltag bewältigen. Sich die Lebensfreude nicht nehmen lassen. Das habe ich von meinem Vater gelernt.

Ich erinnere mich, wie überwältigend es für mich war, nach der gelungenen Operation endlich selbst aktiv werden zu können: Ski fahren, Erlebnisse in eigenen Worte beschreiben – der Bedrohung nicht mehr ohnmächtig ausgeliefert sein. Ich habe es unvorstellbar genossen.

Vor einigen Jahren schrieb ich ein Gedicht dazu. Kurz vor dem Zubettgehen zeige ich es Tante Monika.

„Mein Gedicht ist mein Ski

Aufbruch liegt in der Luft
Lebenshunger giert nach glitzernden Gipfeln
Angst im Gepäck
Der Tod
ergibt sich dem Fahrtwind und
löst sich in Worten
Ich bin
Eins mit dem Sein
entflohen
dem Nebel alter Tage
Ich will
auf dem Gipfel tanzen – plötzlich
kann ich fliegen“

Ja, ich wollte gesund werden. Die Vitalität meines Vaters half mir dabei. Schreiben, Tanzen, Reisen wurden mir zu wichtigen Ressourcen. Und Glauben.

Am nächsten Morgen schreiben wir zusammen Tischkärtchen. Ulrich fährt los, um den Aufbau im Saal abzuchecken. Heute Abend soll getanzt werden.

Tante Monika hat über meinen Text nachgedacht. Sie erinnert sich an die gemeinsamen Skiurlaube vor meiner Operation. Wie meine Mutter mich auf dem Schlitten den Berg hoch zog.

„Es war schwer für sie. Sie war ja nie so sportlich.“

Ich hake nach. „Was heißt `schwer´? Körperlich? Oder mental? War sie depressiv?“

Tante Monika zuckt mit den Schultern. Auch hierüber wurde nie gesprochen.

„Sie hat nicht versucht, die anstehenden Fragen zu lösen. Spezialisten finden, mit der Krankenkasse verhandeln und was man sonst alles tun muss – das hat immer Helmut gemacht.“

Ach so ist das. Das bestätigt meine Vermutung. Wer stand damals Eltern in ihrer Not bei? Mussten sie wirklich alles aus eigener Kraft bewältigen? Manche entdeckten in dieser Herausforderung ihre eigenen Widerstandskräfte. Andere zerbrachen.

In der Rückschau tut mir meine Mutter leid. Sie war mit meiner Erkrankung überfordert, aber Depressionen waren in jenen Jahren noch ein Tabu. Ob sie deshalb Marlies und Frau Kutzer einstellte?

Niemand kann mir heute noch erzählen, wie es wirklich war. Aus Gesprächen, Eindrücken und meinen fachlichen Kenntnissen reime ich es mir selbst zusammen.

„Wie war das eigentlich damals für dich?“ will Evelyn wissen.

„In der Schweiz? Herrlich! Ich habe es genossen, dabei zu sein.“

„Aber du warst doch gar nicht dabei. Wir sind Ski gefahren und du nicht.“

„Ja, aber so war es doch immer. Die anderen haben etwas gemacht und ich habe bestenfalls zuschauen dürfen.“

„Krass.“ Evelyn legt den Stift ab.

„Hast du nicht damit gehadert? Bist du nie neidisch gewesen auf die anderen?“

„Hm. Die anderen können etwas, das ich nicht kann. Ich habe das nicht hinterfragt. Ich kannte es nicht anders. Ich habe auch nie gefragt: ‚Warum ich?‘ oder ‚wozu ist es gut?‘ Das fragt man sich als Erwachsener, wenn man vorher gesund war. Ich habe eher gefragt: ‚Wie komme ich da raus?‘“

„Und?“

„Lange war mir nicht klar, wo ich eigentlich ‚raus‘ kommen musste. Habe ich einen verborgenen Makel? Irgendetwas ist sehr schlimm, aber man darf nicht darüber sprechen. Ich habe Sorge, dass jemand meinen Makel finden könnte – obwohl ich ihn selbst nicht kenne. Bin ich schuld? Und woran eigentlich? Es war eher neblig, undurchschaubar.“

„Ach so, ich dachte, das war mehr körperlich. Dass du nicht rennen konntest, nicht Skifahren und so …"

„Nein, das Körperliche hat sich in den Jahren nach meiner Operation eigentlich fast von selbst entwickelt. Schwierig war eher, aus dieser Sonderrolle rauszukommen."

„Und, bist du jetzt raus?"

„Ja, zum Glück. Aber erst musste ich mal herausfinden, dass ich nicht der Täter bin."

„Ein krankes Kind als Täter?" Evelyn runzelt die Stirn.

„Naja, es gab doch erheblichen Schaden. Es hat alles viel Geld und Kraft gekostet. Meine Eltern haben sicher viel Angst gehabt, Ungewissheit aushalten müssen, Lebensqualität eingebüßt, meine Mutter ist depressiv geworden, …"

„Das ist doch nicht deine Schuld", unterbricht sie mich.

„Diese Jahre hätten für sie auch schöner sein können, leichter, normaler. Nach den Kriegsjahren hätte ihnen das auch gut getan."

„Du meinst, sie wollten dich nicht?"

„Doch, sie wollten mich. Aber nicht so, wie ich war. Etwas war falsch. Und ich wusste lange nicht, was es ist."

Auch Tante Monika hört auf, Tischkärtchen zu schreiben.

„Deine Eltern haben dich geliebt. Beide. Deine Krankheit hat euch allen viel abverlangt."

Ihre strahlend blauen Augen fixieren mich.

„Auch dir ist viel abgefordert worden. Was andere Kinder spielerisch lernen, im Kindergarten oder nebenbei, hast du erst viel später in Erfahrung bringen können. Du bist ja fast immer zuhause gewesen. Obendrein hast du noch so oft im Bett liegen müssen. Ich habe mich oft gefragt, wie du das alles nachholen wirst. Nimm nur mal die sozialen Fertigkeiten. Wie sind andere Menschen? Wie verhalten sie sich? Was passiert, wenn ich selbst dies oder jenes tue? Und ganz besonders das Selbstbewusstsein! Jeder junge Mensch hat damit zu kämpfen. Aber für dich war es besonders schwierig, an dich glauben zu lernen. Du hast dich tapfer durchgekämpft. Was die anderen können, kannst du auch. Und vielleicht sogar mehr. Das war ein langer Weg."

Ich nicke. Genauso war es.

„Apropos Hadern, Evelyn … Manchmal hadere ich damit, dass mir nichts erklärt worden ist. Ich gebe niemandem die Schuld, es war damals nicht üblich. Kinder wurden nicht einbezogen. Aber hätte man mir das alles wirklich nicht begreiflich machen können? Heutzutage findet man doch auch kindgemäße Formen. Es hat mich so viele Jahre gekostet, die richtigen Zusammenhänge herauszufinden. Einen Verbündeten in meiner Angst zu haben, von mir aus auch gemeinsam Angst zu haben, hätte mir sehr geholfen."

„Ich vermute auch, dass man das heute anders machen würde."

Evelyn überlegt.

„Was hätte dir denn sonst noch geholfen?"

„Wenn ich sehe, was mit Ergo- und Physiotherapie heute möglich ist, denke ich, dass mir das sicher gut getan hätte. Auch das war damals nicht üblich, noch nicht so weit entwickelt. Zum Glück habe ich viel draußen spielen können. Viele Bewegungsabläufe habe ich auf diese Weise noch nachgeholt."

Ich zögere.

„Eine gewisse Ungeschicklichkeit gehört allerdings zu mir. Wer zerbricht zuhause die Gläser? Natürlich ich."

Evelyn grinst.

„Du weißt ja nicht, wie das bei mir zuhause ist …"

„Heute würde man vielleicht ADHS bei mir diagnostizieren. Damals war dieses Krankheitsbild noch nicht beschrieben. Manche Details bekomme ich heute auch nicht mit. Oft wundere ich mich, was andere Leute alles sehen."

„Zum Beispiel?"

„Verkehrsschilder."

Evelyn grinst.

„Bis heute bin ich gut durchgekommen", beende ich ihre Fantasien.

„Ulrich fängt aber einiges auf.“

Am frühen Abend beginnt das Fest. Die Frühlingssonne hat das alte Gemäuer aufgewärmt, in dem wir später feiern werden. Für den Sektempfang ist es draußen schon warm genug.

Freunde, die das Leben begleiten, empfinde ich als wertvolles Geschenk. Aus jeder Lebensphase sind Menschen gekommen, zu denen ein Kontakt bestehen geblieben ist. Manche habe ich lange nicht gesehen, andere gehören zu meinem Alltag. Auch meine erwachsenen Kinder sind gekommen. Silas hat das Programm für den Abend zusammengetragen, Moritz fotografiert. Beide führen bei dieser Gelegenheit ihre Partnerinnen in die Familie und in unseren Freundeskreis ein. Die beiden jungen Frauen haben gemeinsam den Sektausschank übernommen. Sie unterhalten sich prächtig, lachen viel. Sie feiern gerne mit uns. Eltern werden nun mal sechzig. Na und? Ihr Vater hat es vor zwei Jahren auch überlebt.

Ich freue mich über jeden Einzelnen meiner Gäste. In einer kleinen Rede gebe ich einen Überblick, wer auf welche Weise in mein Leben getreten ist. Wir essen, plaudern und freuen uns am Wiedersehen. Manche erzählen auch etwas über mich.

Freunde aus der Schulzeit beginnen damit. Zusammen feierten wir die ersten Parties, nahmen an Schülersprachreisen teil, später bestanden wir gemeinsam das Abitur.

Heute haben sie mir eine schwarze Kappe mitgebracht. Sie steht für ein Pelotaspiel im französischen Baskenland, das wir als Teenager anlässlich eines Sprachaufenthalts besuchten. Während die anderen das Spiel verfolgten und hinterher über den Sport Bescheid wussten, konnte ich am Ende des Spiels auf baskisch bis zwanzig zählen.

Ich schmunzle. Sport interessierte mich noch nie sonderlich. Sprachen schon eher.

Jan überreicht mir die Kappe. „Übrigens, man kann das Ding auch als Tarnkappe benutzen. Inzwischen hast du ja herausbekommen, wie man sie wieder absetzt. Sonst hätten wir uns etwas anderes überlegen müssen."

Ob er das Fragezeichen hinter meiner Stirn gesehen hat?

„Du konntest dich perfekt unsichtbar machen," erklärt er. „Manchmal warst du einfach weg. Und dann hat es ziemlich lange gedauert, bis du wieder mitgemacht hast."

Alois bringt Episoden aus unserem letzten Studienjahr zum Besten. Im Praktischen Jahr und in der Abschlussprüfung schlugen wir uns gemeinsam durch. Unter anderem malt er aus, wie schwer mir das Spritzen Setzen fiel. Alle witzelten, dass ich mehr Angst davor hatte als die Patienten selbst.

Alle Studierenden wollten außerdem möglichst oft im Notarztwagen mitfahren. Alois führte die Warteliste. Sie war immer voll. Nur ich trug mich nie ein.

Es stimmt. Nur ein einziges Mal wagte ich es, mich anzumelden. An diesem Tag gab es nur Verlegungsfahrten. Alle anderen hätten das langweilig gefunden. Aber ich war sehr erleichtert.

Zur Erinnerung an diese Zeit hat er ein besonderes Geschenk für mich organisiert: Eine Injektionsspritze aus den 60er Jahren. Fast entschuldigt er sich, dass er aus meinem Geburtsjahr 1959 nichts finden konnte. Aber diese hier käme doch schon ziemlich nah ran.

Für einen kurzen Moment werden meine Knie weich. Ich zögere. Er kennt meine Geschichte nicht. Dann bedanke ich mich.

„Das ist tatsächlich ein sehr besonderes Geschenk für mich. Und zwar aus einem ganz anderen Grund."

Ich führe die Zusammenhänge kurz aus. „Du hast ins Schwarze getroffen."

Meine Freundin Uschi schlägt andere Töne an. Sie singt ein Lied für mich und begleitet sich selbst auf der Gitarre dazu. Es handelt von Gott, dem Erlöser, der die Macht des Todes durchbricht.

Seit vielen Jahren sprechen wir über unsere Lebensfragen und ringen gemeinsam um Antworten. Uschi und ich haben Gott sehr persönlich erfahren.

Schon als Kind wusste ich intuitiv, dass ich verletzlich und auf Hilfe angewiesen war. Ich war klein, ich konnte und wusste noch nichts in der Welt, wie alle Kinder. Dafür waren meine Eltern zuständig. Aber darüber hinaus war ich auch existentiell verwundbar. Mein Leben war nicht selbstverständlich. Ich knüpfte es an Gott fest. Uschi fragte lange nach, wer mir von ihm erzählte. Ich weiß es nicht.

Da ich nicht in den Kindergarten ging, kamen dafür nur die Erwachsenen aus meinem Umfeld infrage. Bei näherer Betrachtung scheiden sie jedoch einer nach dem anderen aus unterschiedlichen Gründen aus.

Ich suchte ihn aus eigenem Antrieb. Ich entwickelte eine kindliche Vorstellung. Ich betete, baute mit meinen Spielsachen einen Altar. Gott begegnete mir so, dass mein kindliches Gemüt ihn fassen konnte. In meinen einsamen, dunklen Stunden beruhigte er mich. Er bekam eine grundlegende Bedeutung in meinem Leben. Heute denke ich, dass er selbst den Kontakt mit mir aufnahm.

Seit ich Berichte von einer kinderonkologischen Station las, weiß ich, dass ich mit diesen Erfahrungen nicht alleine bin.[20]

Später lernte ich in Schule und Konfirmandenunterricht biblische Geschichten und Zusammenhänge kennen. Darin erkannte ich diesen Jesus wieder, der mir als kleines, krankes Kind begegnete.

---

20 Fenster in den Himmel. Wie Kinder im Tod das Leben sehen. Diane M. Komp. Aussaat Verlag

Menschen halfen mir, soweit es ihnen möglich war. Davon profitierte ich sehr. Heute bin ich ihnen dafür sehr dankbar.

Gott gab meinem Leben eine neue Qualität. Vorbehaltlos nahm er mich an, verschaffte meiner Seele freien Raum. Verborgene und andere Makel spielten bei ihm keine Rolle. Mit seiner Hilfe konnte ich meine Ängste überwinden und Menschen, wo es nötig war, vergeben. Ein für alle Mal durchbrach sein Licht die Todesmacht. Immer wieder darf ich das für mich durchbuchstabieren. Heute will ich vor ihm tanzen.

In knappen Worten fasst dieses Lied alles zusammen, was meinen Glauben ausmacht. Auch Uschi traf ins Schwarze. Ich umarme sie ohne Worte.

Ulrich hat liebevoll eine Diashow zusammengestellt. Auch mit ihm teile ich den Glauben. Wir sind ein gutes Team. Nur ein Bruchteil unseres gemeinsamen Lebens lässt sich in Fotos unterbringen.

Für die Geburtstagsgesellschaft stellt er die „Entdeckung der Welt" in den Mittelpunkt, eine wichtige Kraftquelle. Von Anfang unserer Ehe an reisten wir oft, gerne und weit. Meine frühe Erfahrung, eingesperrt zu sein, nicht teilnehmen zu können, ließ sich dabei immer wieder eindrucksvoll auflösen. Ein gemeinsames Auslandsjahr in Südamerika veränderte unseren Blick auf die Welt. Fremde Länder, Begegnungen mit Menschen aus anderen Kulturen erweiterten unseren Horizont. Die Auseinandersetzung mit ihren religiösen Gewohnheiten bereicherte uns, viele Bücher dazu lasen wir gemeinsam. Unseren eigenen Glauben konnten wir dadurch differenzieren und vertiefen. Unsere Söhne begleiteten uns bei diesen Abenteuern gerne, bis sie selbst erwachsen waren.

Ulrich muss ich nicht sagen, dass er ins Schwarze getroffen hat. Er weiß es auch so.

Schließlich bringt Bernhard die Geburtstagsgesellschaft zum Singen. Für seinen Beitrag dichtete er einen Klassiker von Udo Jürgens eigens für mich um. Der Saal schmettert den Refrain:

„Mit grad mal 60 Jahren, da fängt das Leben an
Mit grad mal 60 Jahren, da hat man Spass daran
Mit grad mal 60 Jahren, da kommt man erst in Schuss
Mit grad mal 60 Jahren, ist noch lang noch nicht Schluss“

Die Stimmung steigt. Die Band übernimmt. Die ersten Gäste hält es nicht mehr auf ihren Plätzen. Der Tanz beginnt. Mein Körper taucht in die Musik ein. Er rockt, wippt, schleicht und dreht sich je nach Musik und Tanzpartner. Hier bin ich lebendig, verbunden mit mir, dem anderen, der Band, dem ganzen Saal, vielleicht sogar der ganzen Welt.

Bis in die frühen Morgenstunden wird gelacht, getanzt und immer wieder gesungen. Hits aus Jugendzeiten bringen selbst hartnäckige Tanzmuffel auf die Beine.

Als die letzten Gäste gegangen sind, komme ich noch lange nicht zur Ruhe. In eine warme Decke gehüllt sitze ich schließlich auf unserer Terrasse und betrachte die Sterne. Ein süßlicher Duft weht von dem alten Kastanienbaum hinter dem Garten herüber. Die ersten Blüten sind aufgegangen. Die Begegnungen und Gespräche des Abends klingen in mir nach. Sie ebben nur langsam ab.

Ich stehe nicht oft im Mittelpunkt. Meistens fällt es mir schwer.

Am nächsten Morgen versammeln sich ein paar müde Gestalten zum Frühstück. Ein warmer Frühlingsmorgen lädt uns auf die Terrasse ein. Tante Monika ist die Erste. Aber auch Ulrich und ich können nicht mehr so lange schlafen. Evelyn setzt sich im Pyjama zu uns. Queeny hat sie geweckt.

Der kräftige Kaffee bringt die Gespräche langsam in Gang. Ich bin noch immer gerührt, was Freunde und Familie in meinem Leben wahrnahmen und gestern Abend zur Sprache brachten.

Dabei entstand ein sehr persönlicher Rückblick. Auch Ulrich ist beeindruckt. Kurz befürchtete ich, dass der Abend infolge nachdenklicher Ansprachen in einer schweren Besinnlichkeit enden könnte. Aber das gemeinsame Tanzen lockerte die Stimmung wieder auf. So trefflich bildete das Fest mein Leben ab – eine gelungene Mischung zwischen ernst und heiter, zwischen fröhlich und besinnlich.

Tante Monika ist still geworden. Sie möchte unseren Gedankenaustausch nicht stören. Aber sie hat noch eine wichtige Frage:

„Und du bist tatsächlich nie wieder beim Kardiologen gewesen? Vielleicht solltest du jetzt, in deinem Alter, …"

„Genau das hat mein Hausarzt im letzten Jahr auch gesagt. Weil ich sechzig werde."

Dann erzähle ich ihr von meinen Erfahrungen beim Kardiologen, dem MRT und den Ergebnissen. Tante Monika hört aufmerksam zu.

Vor meinem inneren Auge erscheint wieder die kleine, resolute Krankenschwester, die mich in die Röhre schob, eine erfahrene Frau in meinem Alter. So einfühlsam begleitete sie mich durch diese schwierige Untersuchung. Vielleicht spürte sie, wieviel Angst ich hatte. Sie wusste nicht, was eine Fallotsche Tetralogie ist und ließ es sich erklären.

Ich schmunzle.

„Stell dir vor, was die Schwester dann zu mir gesagt hat: ‚Ach so, eine Sonderausgabe vom lieben Gott.'"

Nachwort zur „Sonderausgabe“

von Dipl.-Psych. Dr. Elisabeth Sticker

Eva Sperber legt mit ihrem Buch „Die Sonderausgabe“ hochinteressante und berührende Einsichten in ihren Lebenslauf vor. Darüber hinaus handelt es sich aber auch um ein bemerkenswertes historisches Dokument zur Behandlung von angeborenen Herzfehlern. Sie wird Im Jahre 1959 mit einer Fallot'schen Tetralogie (einer seltenen Vierfach-Fehlbildung des Herzens) geboren, die ihr Leben in den ersten Jahren extrem beeinträchtigt.

In den USA wurde die erste lebensrettende Operation bei dieser Diagnose von Dr. C. Walton Lellehei, Minnesota bereits 1954 durchgeführt (Ulmer 2015). In Deutschland hat sich damals noch niemand an diese schwierige Operation herangewagt. Eva hat also kaum eine Chance zu überleben. Ihre Eltern schaffen es mit übermenschlicher Anstrengung, sie dennoch bis zu dem Zeitpunkt ihrer Operation im Vorschulalter am Leben zu halten. Im Jahr 1964 hat sie dann tatsächlich das große Glück, in München – als eines der ersten Kinder mit einer Fallot'schen Tetralogie in Deutschland – erfolgreich operiert zu werden.

Ich selbst bin 1984 mit dem Thema konfrontiert worden: Unser Sohn Martin kam ebenfalls mit einem kombinierten Herzfehler zur Welt, der als leicht ausgeprägte Form der Fallot'schen Tetralogie bezeichnet werden könnte. Auch er wurde vor seiner Einschulung (1991) erfolgreich operiert. Das ist aber auch schon alles, was es an Ähnlichkeiten gibt, denn sein Leben ist auch bis zur Einschulung deutlich „normaler" verlaufen. Dennoch habe ich mich – nicht zuletzt aufgrund meines psychologischen Know-Hows – seitdem intensiv mit dem Thema beschäftigt.

Im Jahr 1987 wurde die Elterninitiative herzkranker Kinder, Köln e.V., gegründet. Auf Empfehlung des behandelnden Kinderkardiologen sind wir gleich eingetreten. Wenig später wurde ich in den Vorstand gewählt und wirke dort bis heute mit.

Im Jahr 1993 wurde der Bundesverband Herzkranke Kinder, Aachen (BVHK) gegründet. Ziel war es, die zahlreichen regionalen Elternverbände unter ein Dach zu bringen und Synergien beim Lösen allgemeiner Problemstellungen (z.B. mangelnde psychosoziale Versorgung, schlechte Elternunterbringung in der Klinik, fehlende allgemein verständliche Informationsmaterialien) zu bilden. In diesem Verband war ich lange Jahre Vertreterin des Kölner Vereins bei den zweimal jährlich stattfindenden Mitgliederversammlungen und später bis 2023 einige Jahre im Vorstand. Im Auftrag des BVHK engagiere ich mich seit vielen Jahren als Patientenvertreterin im Gemeinsamen Bundesausschuss (G-BA), für eine verbesserte medizinische und psychosoziale Versorgung der Kinder mit angeborenem Herzfehler und deren Familien. Zum Beispiel wurde im Jahr 2017 auf unsere Initiative hin das Pulsoxymetrie-Screening bei Neugeborenen eingeführt. Dadurch können kritische Herzfehler, die pränatal nicht bemerkt wurden, entdeckt und die Babys zeitnah behandelt werden.

Im Jahr 2007 wurde auf Initiative und unter maßgeblicher Mitwirkung des BVHK die European Congenital Heart Disease Organisation (ECHDO) gegründet, in der aktuell 20 europäische Nationen zusammengeschlossen sind (*www.echdo.eu*). Hier werden wichtige gesundheitspolitische Themen auf europäischer Ebene behandelt (z.B. die negativen Folgen der neuen Europäischen Medizinprodukteverordnung und des Pflegenotstands). In diesem Rahmen habe ich im Jahr 2013 in Köln das alle zwei Jahre stattfindende Meeting zum fachlichen Austausch organisiert.

In den Jahren 1994 bis 2002 habe ich den psychologischen Part in einem interdisziplinären Projekt „Sport mit angeborenen Herzfehlern“ übernommen (mein Habilitationsvorhaben). Gemeinsam mit der Kölner Kinderkardiologie und der Deutschen Sporthochschule Köln wurde erforscht, inwieweit Sport herzkranke Kinder in verschiedenen Entwicklungsbereichen fördern kann. Die Ergebnisse waren durchweg positiv und haben zum Aufbau von Kinderherzsportgruppen in ganz Deutschland beigetragen

Auf diesem persönlichen und fachlichen Hintergrund ist es mir eine große Freude, dass ich im Nachwort zu diesem Buch die heutige Sicht beitragen darf. Interessanter Weise sind nicht nur Unterschiede, sondern auch Ähnlichkeiten festzustellen. Ich möchte mit den Ähnlichkeiten beginnen.

Ähnlichkeiten zwischen damals und heute

1. Der zerstörte Traum eines perfekten Kindes

Eltern, die ein krankes oder behindertes Kind bekommen müssen Abschied nehmen von dem Gedanken, ein gesundes (= perfektes) Kind zu haben (Sticker, 2004, S. 38f.). Dies geht mit einem Trauerprozess einher, den auch Evas Eltern durchmachen mussten: So fragte sich die Mutter, warum gerade ihr „das“ passieren musste, sie haderte mit ihrem Schicksal, bis sie es schließlich einigermaßen annehmen und die Herausforderung konstruktiv annehmen konnte.

2. Der Herzfehler als Normalität

Das Leben mit einem Herzfehler wird irgendwann als ganz normal angesehen. Die Kinder kennen es ja nicht anders und integrieren ihn in ihr Leben. Eva meint zum Beispiel, wenn sie mal ein Brüderchen bekommt, wird das auch Sauerstoff zum Atmen bekommen. Bei einem Skiurlaub kommt Eva gar nicht auf die Idee, dass auch sie Ski fahren möchte wie die anderen Kinder. Ähnlich war es bei unserem zweiten Sohn, drei Jahre jünger als das Herzkind. Er hielt eine Herzoperation vor der Einschulung für normal und fragte nur, ob man seine Herz-operation vielleicht verschieben könnte.

3. Ängste während der Operation

Die Wartezeit während der Herzoperation wird von den Angehörigen seit jeher als quälend lang und schwer zu ertragen erlebt. Sie geben ein Kind in einem einigermaßen guten „Zustand" (sonst wäre es nicht operabel) an der OP-Schleuse ab und bekommen ein „verletztes" Kind mit zahlreichen Schläuchen und Zugängen zurück, das intensivpflegepflichtig ist. Wie gut, wenn man vorher Vertrauen zum OP-Team entwickeln kann! Bei uns war es so, dass Martin dem Herzchirurgen beim Vorgespräch eine selbstgezeichnete Skizze seiner verschiedenen Defekte gezeigt hat. Der Arzt war sehr beeindruckt angesichts der Präzision und Vollständigkeit dieser Darstellung. Er versprach Martin, sie im OP aufzuhängen, damit er auch nichts vergisst zu korrigieren. Das war eine sehr gute vertrauensbildende Maßnahme für uns alle.

4. Schuldfrage

Die meisten betroffenen Kinder beschäftigen sich im Verlauf ihrer Entwicklung mit der Frage, ob sie möglicherweise selbst Schuld tragen. So überlegt Eva explizit: *„Bin ich operiert worden, weil ich böse war oder so laut geschrien habe. Als Strafe sozusagen?"* (S. 98). Sie verbietet sich Willensäußerungen (S. 99), weil sie sie (rückblickend betrachtet) *„vermutlich als ungehörig und böse einstufte"* (S. 99).

Mit Schuldgefühlen gegenüber ihren Eltern, die so viel zusätzliches Geld für ihre Erkrankung ausgeben müssen, geht sie um, indem sie – sehr kreativ, aber leider erfolglos – versucht, Heckengrün als „Salat" in der Nachbarschaft zu verkaufen (S. 135).

Während ihres Medizinstudiums kommt die junge Frau zu der Erkenntnis: „*Mir wird klar, dass ich mich tatsächlich lange für den Täter hielt.*“ (S. 178)

5. Suche nach Trostquellen

Eva Sperber findet Trost im christlichen Glauben. Im Krankenhaus erlebt sie das Christkind als starke Trostquelle und bezieht sich auch im Laufe ihres gesamten Lebens immer wieder darauf: „*Als kleines Kind unter dem Sauerstoffzelt bekam ich Besuch von einer ‚Lichtgestalt', die ich gemäß meinem kindlichen Horizont als ‚Christkind' einordnete. Sie tröstete mich und vermittelte mir Nähe und Sicherheit.*“ (S. 182). Das Wort „Christkind“ findet sich 39mal in ihrem Buch, was die Bedeutung dieser Trostquelle unterstreicht. Mit den Jahren findet das Erleben und die Beschreibung dieser Lichtgestalt dann auch zu einer erwachsenen Form des Glaubens. So fährt die junge Frau nach ihrem Abitur mit einer Freundin nach Taizé und erlebt die Verbindung zwischen dem einfachen Leben und dem ehrlichen Ringen um den Glauben als „fruchtbare Verbindung“.

Andere belastete Menschen finden Trost zum Beispiel in der Natur oder bei Meditation.

6. Rollenspiele zur Krankheitsverarbeitung

Seit jeher dienen Rollenspiele bei Kindern dazu, besondere Erlebnisse zu verarbeiten, so natürlich auch, wenn man schwer krank ist. Eva beschreibt sehr schön, wie sie die Rolle der Ärztin einnimmt und ihre Puppen und Kuscheltiere behandelt. Das trägt ein wenig zur Verarbeitung des angetanen Leids bei. Der Bundesverband Herzkranke Kinder bietet zu diesem Zweck zwei große Puppen namens Erwin und Rosi an. Sie haben auf dem Bauch einen Reißverschluss zum Öffnen. Dahinter befinden sich die Körperorgane zum Herausnehmen, was gerade bei kranken Kindern einen besonderen Spielanreiz darstellt. Alle Kinder im passenden Alter bekommen eine solche Puppe vor ihrer Herzoperation. Das kann ein wenig dazu beitragen, Ängste zu reduzieren.

7. Erschwerte Identitätsfindung

Im Jugendalter stellen sich schwierige Entwicklungsaufgaben (z. B. Auseinandersetzung mit der eigenen Geschlechtsrolle, Ablösung von den Eltern, Berufswahl). Hinzu kommt dann noch die Auseinandersetzung mit dem angeborenen Herzfehler und seinen Folgen, was die Selbst- und Identitätsfindung weiter erschweren kann. Eva reflektiert an vielen Stellen in eindrucksvoller Tiefe über dieses Thema und bewältigt diese Phase letztlich sehr gut.

Viele Menschen mit angeborenem Herzfehler ergreifen übrigens einen sozialen, helfenden Beruf, nicht zuletzt, weil sie in dem Bereich zahlreiche Erfahrungen machen und besondere Kompetenzen entwickeln konnten. Eva Sperber wird ärztliche Psychotherapeutin, was auch in dieses Berufswahlmuster passt.

Unterschiede zwischen damals und heute

1. Riesige Fortschritte der Kinderherzchirurgie und Kinderkardiologie

Kinderherzchirurgie und Kinderkardiologie haben in den letzten Jahrzehnten ungeheure Fortschritte gemacht. Anders als in den 60er Jahren ist es inzwischen möglich, schwere angeborene Herzfehler bereits im Säuglingsalter erfolgreich zu behandeln. Heute können viele Eingriffe (z.B. Schließen von Löcher auf Vorhof- oder Kammerebene, Austausch von Herzklappen) nichtinvasiv, d.h. ohne offene Herzoperation erfolgen. Inzwischen stehen für Kinder deutlich mehr Medikamente zur Verfügung.

2. Uneingeschränktes Besuchsrecht im Krankenhaus

Unglaublich, aber leider wahr, dass Evas Mutter nicht bei ihrem schwerkranken Kind im Krankenhaus bleiben durfte! Entwicklungspsychologisch betrachtet ist das ein traumatisierendes Ereignis für beide! Startschuss für eine neue Ära war die Einführung des Rooming-Ins für Neugeborene und deren Mütter, in Deutschland erstmals 1969 im Gemeinschaftskrankenhaus Herdecke. Als unser sechsjähriger Sohn 1991 am Herzen operiert wurde, bestand ein uneingeschränktes Besuchsrecht einschließlich Übernachtungsmöglichkeit. Inzwischen werden die Mütter regulär mit aufgenommen und werden somit auch essensmäßig versorgt, was gerade bei stillenden Müttern wichtig ist.

3. Größere Offenheit im Umgang mit der Situation

Eva Sperbers Familie setzte sich – passend zum damaligen Mainstream – wenig offen mit der Erkrankung auseinander. So wurde der Herzfehler z.B. in den umfangreichen Fotoalben nicht erwähnt und auch kaum nach außen kommuniziert. Dies hat wohl mit zu Evas Schuldgefühlen beigetragen (siehe Punkt 5 bei Ähnlichkeiten). Erfahrungen haben inzwischen gezeigt, dass ein offener Umgang zu einer besseren Bewältigung der Situation beiträgt, weil dadurch auch ein Austausch entstehen kann und Ressourcen aus dem sozialen Umfeld genutzt werden können.

Auch wir haben versucht, mit der Situation offen umzugehen. So entstand auch die Broschüre „Martins Herzoperation", die vielen Familien wichtige Informationen liefern und damit ein wenig zur Reduzierung von Ängsten beitragen konnte.

Evas Klassenkameradinnen wurden nicht über ihren Herzfehler informiert; heute wird meist offener damit umgegangen. Die Lehrkräfte sollten – schon aus Sicherheitsgründen – informiert werden. Neben krankheitsspezifischen Informationsbroschüren (zum Beispiel „Das herzkranke Kind in der Schule" gibt es zum Beispiel die Broschüre „Wir in der Schule" (Sticker &

Grosser, 2017), mit der Lehrkräfte über 58 Krankheitsbilder und deren Folgen für Schule und Lernen informiert werden können.

Oft erhalten betroffene Kinder die Gelegenheit, ihrer Klasse von ihrem Herzfehler zu berichten, z.B. im Biologie- oder Gemeinschaftskundeunterricht.

Offenheit erzeugt Verständnis und kann Mobbing vermindern. Das gibt es zwar auch heute – und nicht nur bezogen auf kranke Kinder – aber es wird stärker darauf geachtet, damit adäquat umzugehen, d.h. es zu unterbinden.

4. Bessere Informierung der Kinder

Beim Lesen des Buches hat mich besonders betroffen gemacht, dass Eva immer wieder wichtige Informationen vorenthalten wurden. So beschreibt sie zum Beispiel ihr Erleben anlässlich einer EKG-Untersuchung: *„Niemand hat gesagt, wie lange ich stillhalten muss“* (S. 49 f.). Heute werden auch die Kinder gut informiert, vor allem, wie lange etwas dauert.

Und ganz besonders krass: Niemand hat die 5-Jährige – durchaus gut gemeint, um ihr Aufregung zu ersparen – über die anstehende große Herzoperation informiert. Die Krankenschwester belügt Eva kurz vor der OP: *„Nein, wir operieren dich nicht.“* (S. 84). Auch der eigentliche Grund für das Erlernen der Blockflöte (Förderung der Lungenfunktion) wird ihr vorenthalten.

Evas Erleben mit diesem unsäglichen – aber für die damalige Zeit „normalen“ – Umgang mit der Wahrheit wird in folgendem Zitat eindrucksvoll deutlich: *„Manchmal hadere ich damit, dass mir nichts erklärt worden ist. Ich gebe niemandem die Schuld, es war damals nicht üblich. Kinder wurden nicht einbezogen. Aber hätte man mir das alles wirklich nicht begreiflich machen können? Heutzutage findet man doch auch kindgemäße Formen. Es hat mich so viele Jahre gekostet, die richtigen Zusammenhänge herauszufinden. Einen Verbündeten in meiner Angst zu haben, von* *mir aus auch gemeinsam Angst zu haben, hätte mir sehr geholfen.*" (S. 194)

Sofort anschließend heißt es aber auch: *„Ich vermute auch, dass man das heute anders machen würde.*" (S. 194). Und damit hat sie zum Glück völlig Recht, auch wenn das Ausmaß an Informationen, die Kindern gegeben werden, auch heute noch variiert. Und das hängt nicht nur mit ihrem Entwicklungsstand zusammen, sondern mit einem unterschiedlichen Verständnis zum Informationsbedürfnis von Kind.

Ein Highlight von Beteiligung fand ich in einer kleinen Episode aus dem April 1973: Eva hat hohes Fieber und leidet an Erbrechen, so dass sie eigentlich – mal wieder – ins Krankenhaus muss. Ihr Vater appelliert erfolgreich an ihre Selbstwirksamkeit, um eine Krankenhausaufnahme zu vermeiden. *„Wenn du es schaffst, nicht mehr zu erbrechen, kannst du hier bleiben.*" Und Eva versteht den Zusammenhang und atmet nach Anleitung Vaters tief ein und aus. … *„und tatsächlich: es gelingt. Das Erbrechen lässt nach und hört schließlich ganz auf.*"

5. Größere Bedeutung von Sport

Früher gab es keine Erfahrungen, wie Sport sich auf Kinder mit angeborenem Herzfehler auswirken würde. Daher gab es in dieser Hinsicht eine große Zurückhaltung bis hin zu einem Sportverbot, auch euphemistisch als „Sportbefreiung" bezeichnet. Denn die Kinder fühlen sich dadurch keinesfalls befreit, sondern eher ausgegrenzt. In den 90er Jahren gab es erste Vorstöße zur Erforschung der Effekte von Sport für betroffene Kinder, zum Beispiel durch das bereits oben erwähnte interdisziplinäre Kölner Projekt „Sport mit herzkranken Kindern". Es gibt Kinderherz- und Behindertensportgruppen.

Für den Schulsport gibt es ein differenziertes Attest, damit die Sportlehrkräfte wissen, was die Kinder machen dürfen und was nicht und damit dies bei der Benotung berücksichtigt werden kann.

An solchen Sportmöglichkeiten hätte die bewegungsfreudige Eva bestimmt ihre Freude gehabt!

6. Entwicklung von Selbsthilfe und Patientenbeteiligung

Anfang der 60er Jahre, als Eva Kind war und die Familie besondere Unterstützung nötig hatte, gab es noch keine Selbsthilfe. Sie schreibt dazu: *„Wer stand damals Eltern in ihrer Not bei? Mussten sie wirklich alles aus eigener Kraft bewältigen? Manche entdeckten in dieser Herausforderung ihre eigenen Widerstandskräfte. Andere zerbrachen."* (S. 191)

Erst in den 80er Jahren entstanden die ersten Elternvereine für Familien mit herzkranken Kindern, zunächst auf regionaler Ebene, meist angebunden an eine bestimmte Klinik. Die Ärzteschaft war nicht unbedingt „very much amused" davon, befürchtete sie doch Einmischung in ihre Domäne durch Kritik an den eingespielten Routinen. Inzwischen ist die Selbsthilfe aus der Versorgung nicht mehr wegzudenken; die meisten Kliniken schätzen sie als Ergänzung der Versorgung sehr und die Krankenkassen sind verpflichtet, fünf Prozent ihres Etats für deren Unterstützung zu verwenden.

Die Patientenbeteiligung im gemeinsamen Bundesausschuss (G-BA) feierte im Juni 2024 ihr 20-jähriges Jubiläum, entstand also auf gesundheitspolitischem Sektor erst nach dem Milleniumswechsel. Die Patientenvertretung wird lediglich angehört, hat aber bisher noch keine eigene Stimme, wenn es um Entscheidungen zur Gesundheitsversorgung geht.

7. UN-Behindertenrechtskonvention vom 13.12.2006, in Kraft seit 3.5.2008

Durch diese Konvention wurde das Recht auf Teilhabe und Inklusion gesetzlich verbrieft. Auch wenn es bis heute nicht vollständig umgesetzt ist, gibt es doch deutliche Fortschritte. So gibt es gemeinsame Bildungseinrichtungen (Kindergarten, Schule) und Ausgrenzung (zum Beispiel bei Klassenfahrten, Sportfesten) ist – eigentlich – verboten.

Ohne die Begrifflichkeiten zu kennen, haben Evas Eltern intensiv und konstruktiv versucht, ihr Teilhabe zu ermöglichen. So wurde z.B. ein zweites Bettchen in den Wohnbereich gestellt, damit Eva mehr dabei sein kann. Auch beim Skiurlaub durfte sie auf einem Schlitten mit Rückenlehne als 4-Jährige (S. 75) dabei sein.

Abschließend wünsche ich diesem wunderbaren Buch mit dem vielsagenden Titel „*Mein Leben als Sonderausgabe*" eine große interessierte Leserschaft!

Literatur

Sticker, E.J. (2004). Sport macht stark – auch bei angeborenem Herzfehler. Ergebnisse einer interdisziplinären Follow-up Studie zur Entwicklungsoptimierung. Aachen: Shaker-Verlag.

Sticker, E. & Grosser, M. (2016). Wir in der Schule. Chronische Erkrankungen und Behinderungen im Schulalltag – Informationen aus der Selbsthilfe (herausgegeben von der BAG Selbsthilfe).

Ulmer, H. (2015) Fallot'sche Tetralogie. Ein angeborener Herzfehler mit vielen Gesichtern. Herzblatt, Leben mit angeborenem Herzfehler. Deutsche Herzstiftung e.V.

Persönliches Nachwort

Beim Zusammenstellen meiner Lebensgeschichte konnte ich auf persönliches Material wie Fotoalben, Arztbriefe und mündlich weitergegebene Familiengeschichten zurückgreifen. Auch viele eigene Erinnerungen habe ich verarbeitet. Dabei ist mir bewusst, dass diese subjektiv sind und nicht immer den Ansprüchen der Realitätstreue genügen. Auch einige Lücken habe ich gefüllt, wie es atmosphärisch hätte gewesen sein können.

Zum Schutz der Privatsphäre wurden Namen und einige biografische Details verändert. Eine Ausnahme stellen die Namen der behandelnden Ärzte im Dr. von Haunerschen Kinderspital in München dar.

Es ist mir ein Bedürfnis, den Professoren Zenker, Klinner und Bühlmeyer für ihren mutigen, zugewandten und professionellen Einsatz zu danken, ohne den ich nicht überlebt hätte.

Auch meine Eltern haben alle verfügbare Kraft in mich investiert. In langen Jahren der Ungewissheit haben sie Mühen und Strapazen nicht gescheut, um mein Leben zu retten.

Seit den 1960er Jahren hat sich die medizinische Forschung und Therapie weiterentwickelt. Unter anderem gehören Hilfsangebote für betroffene Familien und psychosoziale (Nach)sorge für Kinder heute zum Standard.

Dank

Mein besonderer Dank gilt deshalb Frau Prof. Dr. Elisabeth Sticker für die Darstellung der aktuellen Unterstützungsarbeit für betroffene Familien sowie ihren aufschlussreichen Früher-Heute-Vergleich. In ihrem engagierten und persönlichen Nachwort hat sie ihre jahrzehntelangen Erfahrungen sowie ihr professionelles Wissen eingebracht und damit auch mein Erleben eingeordnet. Mögen diese Ausführungen Betroffenen zur Ermutigung und Orientierung dienen.

Ich danke außerdem meinem Mann, der mich in vielfältigen technischen und inhaltlichen Fragestellungen beraten hat, sowie meinen Testleserinnen Gudrun Keim, Dr. Anne-Dore Kumpe, Dr. Stefanie Köhler und Ursula Lang für ihr konstruktives Feedback. Nicht zuletzt gehört mein Dank David Neufeld und seinem Team, die mit Engagement und Kreativität zur Umsetzung dieses Projekts beigetragen haben.

Über die Autorin

Dr. Eva Sperber ist Fachärztin für Psychiatrie und Psychotherapie und praktizierte bis 2021 in eigener Praxis.

1959 kam sie mit einem seltenen Herzfehler zur Welt. Lebensbedrohliche Zustände und unzählige Krankenhausaufenthalte prägten ihre ersten Lebensjahre, bis ihr eine neuartige Operation zu einem gesunden Leben verhalf. Die Verarbeitung des Erlebten bildete einen Schwerpunkt ihrer Kinder- und Teenagerjahre. Auch als Erwachsene widmete sie sich in ihrem Medizinstudium und einer Seelsorgeausbildung den Fragen der Lebens- und Krankheitsbewältigung. Ehrenamtlich engagiert sie sich seit vielen Jahren in seelsorgerlichen Aufgaben, seit 2023 auch in der Gestaltung von Gottesdiensten für Patienten und ihre Angehörigen. Sie wohnt mit ihrem Ehemann in Ludwigshafen am Rhein.

Wenn Sie Kontakt zu Frau Sperber aufnehmen möchten, senden Sie eine E-Mail an sperber@edition-wortschatz.de.